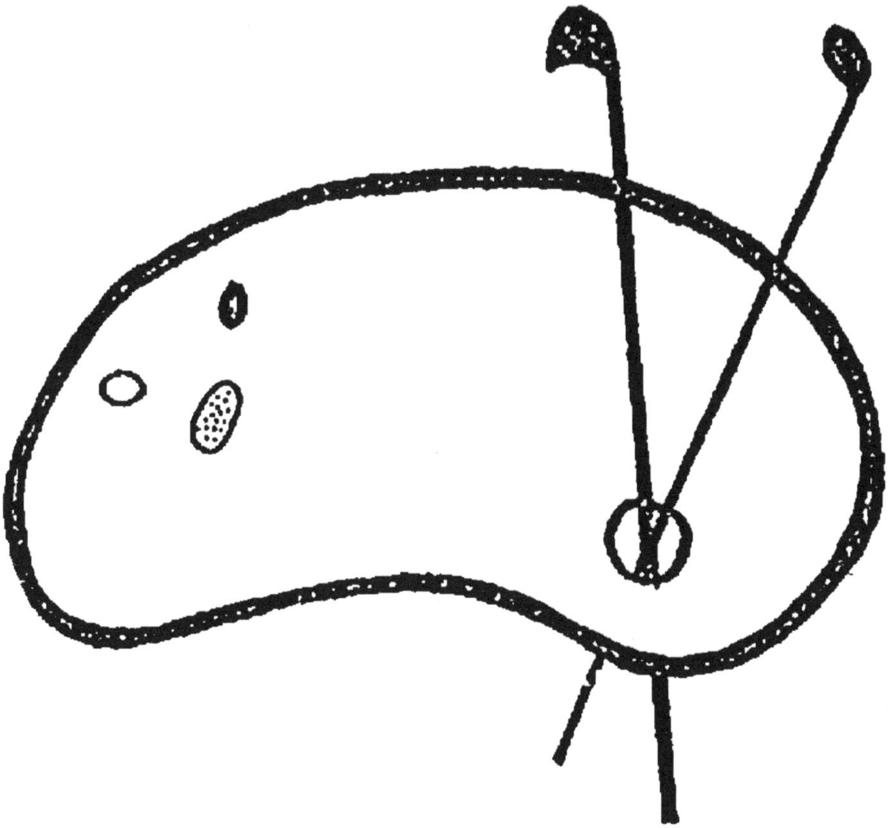

D^r HENRI-LÉVY

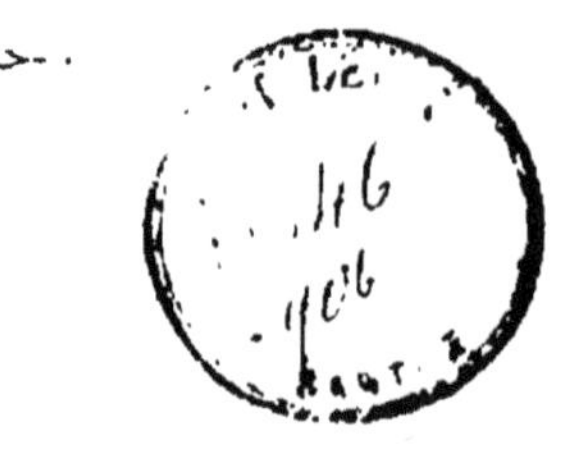

# Les Délires de Zoopathie interne

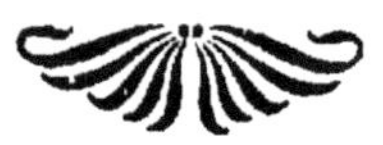

PARIS
G. STEINHEIL, Éditeur
2, Rue Casimir-Delavigne
—
1906

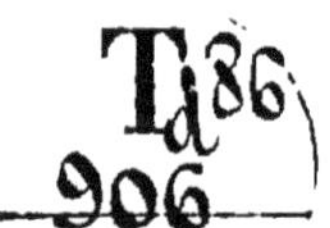

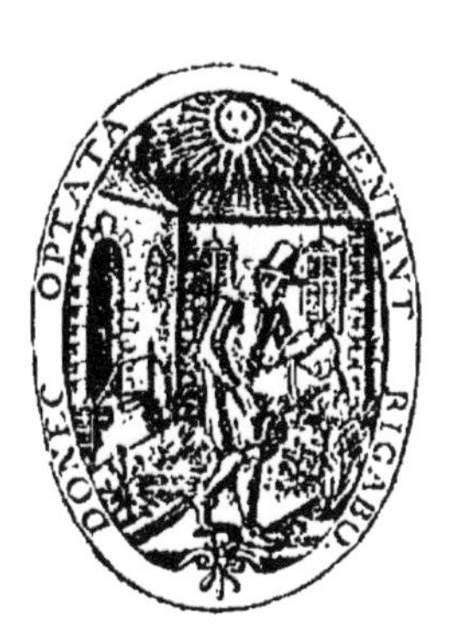
DONEC OPTATA VENIANT RIGABO

Dr HENRI-LÉVY

# Les Délires de Zoopathie interne

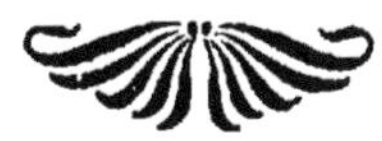

PARIS
G. STEINHEIL, Éditeur
2, Rue Casimir-Delavigne
—
1906

## A NOTRE MAITRE

### M. LE DOCTEUR DUPRÉ

Professeur agrégé de Psychiâtrie à la Faculté de Médecine
Médecin des Hôpitaux de Paris
Médecin en chef-adjoint de l'Infirmerie spéciale du Dépôt près la Préfecture de police

Depuis quatre ans que M. Dupré nous a fait l'honneur de nous compter au nombre de ses élèves, il n'a cessé de nous témoigner les marques de la bienveillance la plus vive.

Nous avons trouvé en lui plus qu'un Maître. Ses conseils qu'il ne nous a pas ménagés, ses encouragements et aussi sa critique, nous ont montré maintes fois que nous n'avions pas épuisé son extrême affabilité. Son enseignement si attrayant et d'une si haute portée, pouvait seul nous aiguiller vers l'une des branches de la Médecine que d'aucuns, à première vue, considèrent comme des plus ardues.

Cette dédicace, dans sa sécheresse, voudrait être autre chose que le banal et obligatoire remerciement de l'élève en fin de scolarité.

Que notre Maître consente donc à y trouver l'expression émue de notre reconnaissance et l'affirmation de notre inaltérable dévouement.

A NOTRE PRÉSIDENT DE THÈSE

M. LE PROFESSEUR JOFFROY

Professeur de Clinique des maladies mentales à la Faculté de médecine de Paris
Médecin de l'Asile Sainte-Anne
Membre de l'Académie de Médecine
Chevalier de la Légion d'honneur

A NOS AMIS

Les Docteurs LAUBRY et MOUCHOTTE

# INTRODUCTION

La flamme des bûchers s'est éteinte en France depuis deux cent cinquante ans. Des milliers de sorciers, de possédés, de démoniaques avaient payé des plus terribles supplices les troubles de leur système nerveux et leurs dispositions intellectuelles.

La grande épidémie d'hystéro-démonopathie qui atteignit les séculières de Loudun date de 1632, et la mort par le feu d'Urbain Grandier, en 1634, témoigne du danger que l'on courait, en ces temps, à provoquer par trop l'attention des possédées. Deux cent cinquante neuf ans seulement nous séparent du jour où mourut dans les flammes accouplé à un cadavre, sur cette même place où Jeanne d'Arc expira, Thomas Boullé, curé du Menil-Jourdain, victime des dix-huit hystéro-démonopathes de Louviers.

En 1670, l'année même ou 85 démonolâtres furent brûlés à Elfdalem en Suède, le Parlement de Normandie, refuge ouvert à toutes les crédulités quand la croyance aux sorciers commençait en France à décliner, incrimina, sur la dénonciation d'un possédé 500 villageois dans le procès de la Haye-Dupuis (1). On put alors entendre Gastebois

(1) Calmeil.

affirmer lui-même avoir mangé cinq ou six fois de la chair humaine au sabbat, les trois frères Deshayes, accuser leur propre mère d'avoir fait don au Diable d'un petit enfant, et une nommée Jeanne raconter qu'un soir, occupée à traire des vaches, elle avait vu voltiger au-dessus de sa tête des hommes absolument nus. Mais il est juste de rappeler que Louis XIV n'accepta pas la sentence de mort prononcée contre les principaux accusés et que, malgré les dures remontrances de son Parlement Normand il commua la peine de mort en celle du bannissement perpétuel.

C'est à partir de ce jour seulement, dit Calmeil, que la démonomanie ne fut plus punie de mort en France.

Quant à la législation qui concernait « les sorciers », elle ne fut modifiée que vers 1682.

Tels sont les ténèbres dont nous sortons à peine. Si tel était l'esprit de ces magistrats, plus crédules et plus impitoyables que les tribunaux d'inquisition, si tel était l'état d'une nation il y a deux cents ans, comment les cerveaux non avertis d'aujourd'hui ne s'extasieraient-ils pas outre mesure sur les progrès réalisés par la pensée humaine, oubliant que la sottise, pour avoir des conséquences moins terribles, s'est simplement modifiée, qu'elle s'est muée en mille préjugés toujours chers au cœur des hommes et qu'elle durera autant que les débiles intellectuels qui sont une grande partie de l'humanité.

On ne saurait, en conséquence, s'étonner démesurément de rencontrer parfois des reviviscences de ces types ancestraux, de ces oubliés d'un passé récent qui, ayant transporté dans notre monde moderne leur réceptivité de croyance, leur tendance à accepter l'absurde, constituent aux yeux du médecin comme aux yeux du poète un saisissant contraste avec l'ambiance des choses.

Mais la croyance erronée a évolué, elle s'est essayée à rentrer dans le cadre du possible et les grands démoniaques sont devenus rares.

Une variété de possédés au petit-pied, tout aussi encombrants et souvent plus dangereux, bien qu'elle s'offre moins par sa nature à l'observation et aux méditations de la masse, a pris la place de la démonomanie. Aux démons ont succédé les bêtes et une classe de *Possédés zoopathes* s'est constituée avec son recrutement tout spécial en milieu débile.

Ces exemples sporadiques de délires autrefois épidémiques sont suivant la forte expression de notre Maître, M. le Dr Dupré « *comme les spécimens actuels de cette paléonto-psychologie que nous révèle au cours des âges la Psychiâtrie appliquée à l'étude de l'Histoire* ».

C'est à la suite de plusieurs cas de possession animale observés dans le service de notre Maître, que sur ses conseils nous avons entrepris cette étude.

Etablir l'existence des « *Zoopathies internes* » et justifier ce terme, préciser les analogies de ces délires avec les Démonomanies, constater l'idée de possession animale dans un grand nombre de maladies mentales, et lorsqu'elle formera par sa prédominance un véritable délire de possession, retracer les phases de son évolution, essayer encore de résoudre la question des origines et des conditions de développement des Zoopathies internes, tel sera le but de notre modeste travail.

## CHAPITRE PREMIER

# HISTORIQUE

La Bibliographie de la Possession est immense. Aussi bien n'avons-nous pas à l'établir ici, et devons-nous nous consacrer à l'étude de la possession animale. Or, dans cette masse de documents scientifiques ou extra-scientifiques accumulés par les siècles, la place de la possession zoopathique est des plus restreintes. Comment s'en étonner ! L'individu qui se croyait rongé par un animal ou porteur d'un serpent ne participait à aucun titre au merveilleux; il n'avait rien qui pût émouvoir l'imagination des foules, rien qui pût mettre en branle l'attirail judiciaire ou religieux, son cas, rentrait en définitive, dans les cas d'observation banale. Il en était tout autrement des démonomaniaques, victimes de la colère céleste précédant celle des hommes. De plus, en prenant certaines précautions on pouvait croire à la possibilité d'éviter la pénétration animale, mais que faire contre l'esprit qui s'insinuait, fluide impondérable, par l'orifice le plus caché ! Telle doit être la cause de la rareté des faits publiés concernant la possession animale. En outre, de la crainte d'être le jouet du démon, l'homme crédule tirait les principaux éléments de la *future possession*. Les faits de possession démoniaque intéressaient encore le peuple entier, la possession zoopathique n'avait l'oreille que d'un petit nombre de médecins, considérée même par certains comme se rapportant à des cas de mystification vulgaire.

Or, pour justifier cette opinion que les observations de zoopathie interne doivent fatalement être rares, il est nécessaire de préciser qu'il faut entendre par faits de possession animale tout autre chose que ces faits de possession où le démon a pris la forme d'une bête. On doit réserver le terme de zoopathie interne aux cas où l'animal a gardé son individualité propre, cas qui constituent la forme moderne de l'idée de possession.

Sans doute, les zoopathes furent-ils plus fréquents dans l'antiquité qu'au moyen âge. En effet, au temps d'Hippocrate, la cause de toutes les maladies semblait d'ordre naturel (sauf l'épilepsie dite maladie d'Hercule). « Peut-être même, dit M. P. Richet, y avait-il chez les Anciens au sujet du mal physique une vague idée religieuse, celle de la fatalité avec cette opinion que le destin envoie aux hommes des maladies pour les punir. Mais quant à préciser l'action de cette puissance fatale, le bon sens antique s'y est constamment refusé. » Puis quand les dogmes orientaux remplacèrent le paganisme, ce fut le règne de la superstition où pullulèrent bientôt magiciens, sorciers et devins avec son apogée au xv^e^ siècle. Des théories antiques sur la cause des maladies devaient naître les zoopathies pures, les idées superstitieuses du moyen âge devaient aboutir aux démono-zoopathies.

De plus, l'ingestion des animaux est aujourd'hui, pour les débiles, une explication quasi-scientifique, elle remplace avec l'action des microbes, de l'électricité, du magnétisme, des rayons X, les maléfices du démon, des jésuites ou des francs-maçons. D'où les surprises que nous ménage l'observation contemporaine.

Et pourtant si les observations de possession animale sont rares, les possédés semblent avoir existé de tous temps. L'antiquité eut ses possédés et quand le Christianisme imagina la possession diabolique il paraphrasa simplement les idées du monde païen.

Avant les possédés du démon existaient de longue date les possédés des dieux et les grands états de crise se produisaient aussi à l'occasion du culte. Les cérémonies de Dyonysos resplendirent des manifestations des rites orgiaques en l'honneur du dieu des ivresses furieuses, entouré de Ménades, de Satyres et de Thyades. La Pythie n'était d'ailleurs qu'une Ménade possédée de Dyonysos et aux Bacchanales de Rome, l'hystérie s'alliait aux rites de la licence la plus effrénée.

Et pour en revenir aux traditions du judaïsme puis du christianisme, rappelons que Saül fut tourmenté par un esprit qui le plongeait dans une sombre mélancolie qu'aux accents de sa harpe, David dissipait par instants, que Jésus guérit plusieurs possédés à Capharnaüm, que Marie surnommée Madeleine, eut pour sa part jusqu'à sept démons dans le corps. L'évangile nous montre Jésus incarnant des démons dans le corps des pourceaux. L'apôtre Paul reçut les verges et connut la prison pour avoir mis en fuite un esprit semblable à ceux qui inspirent les pythonisses et qui permettait à une fille des environs de Philippes de deviner les choses cachées et de réaliser un gain considérable. A Ephèse des possédés forcèrent les démons à les quitter en appliquant sur leur propre corps des linges ayant appartenu à cet apôtre.

Mais les animaux même n'étaient pas à l'abri de l'atteinte

des démons puisque Hilarion expulsa du corps d'un chameau un diable qui rendait cet animal comme frénétique.

Nos possédés modernes ont donc une longue filiation qu'il fallait rappeler.

Nous nous bornerons maintenant, à défaut d'historique précis, à rapporter une curieuse observation due à Ambroise Paré. Cette observation ne concerne pas, à vrai dire, un véritable délire de zoopathie interne, puisque l'héroïne s'est conduite en mythomane, refusant l'énergique médication capable de la guérir et s'y soustrayant par la fuite, mais elle montre bien chez Ambroise Paré et les gens de son époque la croyance à la possibilité de la possession animale.

**Obs. I. — A. Paré,** *Œuvres*, (éd. Malgaigne), 1841, T. III, p. 52.

*D'une grosse garce de Normandie qui feignoit avoir vn serpent dans le ventre.*

L'an 1561, vint en ceste ville, une grosse garce fessue, potelée et en bon poinct, aagée de 30 ans ou environ, laquelle disoit estre de Normandie, qui s'en alloit par les bonnes maisons des dames et damoiselles, leur demandant l'aumosne, disant qu'elle avoit vn serpent dans le ventre, qui luy estoit entré estant endormie en vne cheneuière ; et leur faisoit mettre la main sur son ventre pour leur faire sentir le mouvement du *serpent* qui la rongeoit et tourmentoit iour et nuict, comme elle disoit : ainsi tout le monde luy fesoit aumosne par une grande compassion qu'on avoit de la voir ioinct qu'elle faisoit bonne pipée. Or il y eut vne damoiselle honorable et grande aumosnière, qui la print en son logis, et me fit appeler (ensemble M. Hollier Docteur Regent en la faculté de Médecine, et Germain Chenal, Chirurgien iuré à Paris) pour sçavoir s'il y auroit moyen de chasser ce dragon hors le corps de ceste pauvre femme : et l'ayant veuë, M. Hollier luy ordonna vne médecine qui estoit assez gaillarde (laquelle luy fit faire plusieurs selles) tendant à fin de faire sortir ceste beste : néantmoins ne sortt point. Estans derechef r'assemblés, conclusmes que ie luy mettrois vn spéculum, au col de la matrice : et partant fut posée sur vne table, où son enseigne fut déployée pour luy appliquer le speculum, par lequel ie feis assez bonne et ample dilatation, pour sçavoir si on pourroit apperceevoir queuë ou teste de ceste beste, mais il ne fut rien apperceu, excepté vn mouvement volontaire que faisoit la dite garce, par le moyen des muscles de l'épigastre : et ayant conneu son imposture, nous retirasmes à part, où il fut résolu que ce mouvement ne venoit d'aucune beste, mais qu'elle le faisoit par l'action des dits muscles. Et pour l'espouvanter et connoistre plus amplement la vérité, on luy dist qu'on reïtereroit à luy donner encore vne autre médecine beaucoup plus forte, à fin de luy faire confesser la vérité du fait : et elle craignant reprendre vne si forte médecine estant asseurée qu'elle n'avoit point de serpent, le soir mesme s'en alla sans dire adieu à sa damoiselle, n'oubliant à serrer ses hardes, et quelques vnes de la dite damoiselle : et voila comme l'imposture fut descouverte. Six iours après ie la trovay hors la porte de Montmartre sus un cheval de bast, iambe deçà, iambe delà, qui rioit à gorge desployée, et s'en alloit avec les chassemarées, pour avec eux (comme ie croy) faire voler son dragon; et retourner en son pays.

Ceux qui contrefont les muets, replient et retirent leur langue en la bouche : aussi ceux qui contrefont le mal sainct Jean se font mettre les menottes aux mains, se veautrent et plongent en la fange, et mettent du sang de quelques bestes sus leur teste, disans qu'en leur débattant se sont ainsi blessés et meurtris : estans tombés par terre, remuent les bras et les iambes, et débattent tout le corps, et mettent du savon en leur bouche pour se faire escumer, ainsi que font les épileptiques en leur accès. Autres font vne certaine colle avec farine délayée, et la posent sur leur corps, crians qu'ils sont malades du mal sainct Main. Or longtemps y a que ces larrons imposteurs ont commencé le train d'abuser le peuple, car ils estaient là dès le temps d'Hippocrates en l'Asie, comme il est escrit au livre de l'Air et des Eaux : partant il les faut descouvrir tant qu'il sera possible, et les deferer au magistrat, à ce que punition en soit faite ainsi que l'énormité du cas le requiert.

## CHAPITRE II

# JUSTIFICATION DU TERME « ZOOPÀTHIE INTERNE »

Nous devons tout d'abord justifier le terme nouveau que nous employons. Ce n'est pas que la langue médicale soit à court de mots, elle rivalise même au contraire avec le langage philosophique pour créer de ces locutions savantes qui dissimulent le vide de l'idée. Mais un nouveau terme est légitime lorsqu'il précise par lui-même l'idée à exprimer et la retranche des interprétations erronées. Bien plus, il est nécessaire lorsqu'il établit un rapport de similitude, une communauté de causes et d'origine, une véritable symétrie entre deux ordres de faits : il est alors l'abréviation la plus concise d'un long exposé théorique. Tel est le cas du terme « *zoopathie interne* » que nous trouvons employé pour la première fois dans une observation présentée par notre maître, M. le Dr Dupré (en collaboration avec M. L. Lévi) à la Société de Neurologie et concernant une psychose que « *par analogie avec les démonopathies on peut dénommer un délire de zoopathie interne* ».

M. Ritti appelle démonomanie cette variété de conception délirante qui consiste chez ceux qui en sont atteints, à se croire possédés du démon et nous se saurions mieux faire que de nous inspirer de ses travaux, de ceux de Macario, Dagonet, P. Richet, Séglas pour établir une comparaison, des rapports et des analogies entre la démonopathie (délire de possession par le démon) et la zoopathie (délire de possession par les animaux).

Macario (*Etudes cliniques sur la démonomanie*, 1843), répartit les démonomaniaques en quatre groupes bien tranchés : le premier comprend ceux qui ont des rapports externes avec le diable (démonomanie externe), le deuxième ceux qui le portent dans leur corps (démonomanie interne), dans le troisième on peut ranger les démoniaques incubes et succubes et dans le quatrième tous les aliénés tourmentés par la terreur de la damnation (damnomanie).

M. Ritti a tenu à établir l'extension à donner au mot démonomanie ; nous devons, suivant cet auteur, entendre sous ce terme toutes les conceptions délirantes dans lesquelles le diable et l'enfer jouent un rôle prédominant. Ainsi comprise, la démonomanie se présente sous trois formes différentes : 1° la terreur de la damnation, la démonomanie de Macario, la damnophobie de Guislain ; 2° l'obsession démoniaque dans laquelle les malades n'ont de rapports avec l'esprit malin que par les sens externes ; 3° la possession démoniaque dans laquelle les malades ont la conviction d'avoir l'intérieur du corps occupé par un ou plusieurs démons : c'est la démonopathie proprement dite.

Nous dirons après avoir suivi M. Ritti dans sa classification de la démonomanie qu'il existe symétriquement des possessions zoopathiques dans lesquelles les malades n'ont de rapports avec la bête indiscrète que par les sens externes (c'est la zoopathie externe), des cas dans lesquels les possédés ont la conviction d'avoir l'intérieur du corps occupé par un ou plusieurs animaux (c'est la zoopathie interne). Le terme de zoopathie précise donc bien les analogies qu'il fallait constater entre les deux ordres de délires, zoopathique et démonomaniaque, et, des observations qui vont suivre sortira plus frappante encore la nécessité d'un terme nouveau opposant l'animal au démon.

De plus, l'observation XXIX, qui ne concerne évidemment pas un cas de possession animale vulgaire montre pourtant une forme de possession qui offre certains rapports avec ceux décrits sous le nom de succubes et d'incubes. Ce cas complexe d'obsession zoopathique fournit encore des analogies aux deux grandes variétés de possession.

Les démonopathes externes, chez qui prédominent les hallucinations de la vue, voient le diable, l'entendent, le sentent, le touchent même parfois. Parmi les illustres obsédés, on rappelle que Socrate s'entretenait avec son Génie dont les conseils le conduisaient dans la voie de la Sagesse, que Denys de Syracuse fut empli de terreur à l'apparition subite d'un spectre immense accompagné d'un bruit assourdissant, que Néron était obsédé par le spectre de sa mère ; que Constantia fut visitée pendant une maladie, par l'ombre de sainte Agnès (1). Nous laisserons de côté les hallucinations de Nabuchodonosor, de saint Cyprien, de saint Ambroise, de saint Martin

(1) Calmeil.

et de saint Jean Chrysostôme pour arriver à la zoopathie externe typique de saint Antoine, tourmenté par les démons qui avaient pris la forme de tigres, de lions, de serpents, de taureaux et de loups ; l'ascète entendait leurs sifflements, leurs mugissements, leurs grincements de mâchoires et les griffes de ces bêtes le déchiraient, les cornes des taureaux l'avaient meurtri. Et pour nous rapprocher davantage de l'histoire, Luther n'est-il pas un exemple bien connu de la démonomanie obsédante alors qu'il recevait fréquemment la visite du diable, qu'il le voyait, qu'il discutait violemment avec lui et qu'il le sentait même parfois se pendre à son cou.

Mais nous passons rapidement sur ces faits pour nous limiter à l'étude des zoopathies internes et nous essaierons d'abord en citant et en apportant des observations, d'établir l'existence de ces délires puis de préciser leurs caractères par opposition aux démonopathies internes.

CHAPITRE III.

## LA DÉMONOMANIE

Comment se présente donc la démonomanie? Les possédés, avons-nous dit, sont des malades convaincus d'avoir l'intérieur du corps occupé par un ou plusieurs démons.

« Chez eux la moindre douleur est attribuée à un être malfaisant; les bruits les plus naturels qui peuvent se produire dans les organes, tels que borborygmes, craquements des articulations, etc., sont interprétés par eux comme des manifestations de la présence du diable dans leur corps. Mais on peut distinguer plusieurs degrés de la possession : le malade a parfois la conviction intime que toute sa personnalité physique et morale est sous la dépendance complète du démon. Alors tout ce que disent les possédés, tout ce qu'ils font, tout ce qu'ils pensent est l'œuvre de l'esprit malin qui s'est substitué à leur volonté et à leur intelligence. S'ils se laissent aller à proférer des injures grossières, s'ils commettent des actes désordonnés, s'ils blasphèment, c'est, disent-ils, parce qu'ils y sont forcés, entraînés malgré eux par le diable ou les diables qui les habitent et se sont rendus maîtres de leur personne..... les malades sont ordinairement privés de sommeil, ils ont peu ou pas d'appétit : aussi leur corps est amaigri, la figure émaciée, le teint jauni, les yeux caves et cernés, l'haleine fétide, la peau sèche..... La physionomie reflétant les préoccupations intérieures exprime l'inquiétude et l'anxiété, le front est plissé, le regard soupçonneux..... En outre, ces malades recherchent la solitude, ne prennent aucun soin de leur personne, sont incapables de s'occuper. D'ordinaire, ils se traînent dans un coin, les yeux baissés, poussant de profonds soupirs et donnant parfois les marques extérieures du plus profond désespoir..... » « On observe aussi très fréquemment des moments de paroxysme allant jusqu'à la fureur maniaque, les malades, soit que leurs tourments reviennent plus vifs, soit que les hallucinations de l'ouïe augmentent leur terreur, soit pour tout autre cause, entrent en fureur, profèrent des blasphèmes contre Dieu, les saints, les prêtres.

« Presque tous à quelque catégorie qu'ils appartiennent sont analgésiques : quand on les pince, quand on les pique avec une épingle ou avec une aiguille, quand on les électrise ou quand on les soumet à l'épreuve de la brûlure, ils n'éprouvent aucune douleur ou ils ne perçoivent celle-ci que faiblement (Ritti). »

La possession démoniaque ne s'observe donc à peu près que chez certains hypochondriaques et chez des hystériques. « Comme les hypochondriaques en général, dit Macario, ils (les possédés) ont des douleurs dans la poitrine, dans la tête ; jusqu'ici rien d'extraordinaire, mais ils en dénaturent l'origine, ils les attribuent à une cause chimérique, aux démons, là est la folie ».

Mais c'est surtout dans l'hystérie que l'idée de possession démoniaque se produit le plus fréquemment, au point qu'on a fait de cette association de l'affection convulsive avec la démonopathie une forme spéciale : l'hystéro-démonopathie.

Les crises convulsives de la grande hystérie imprégnée de l'idée démoniaque sont ces accès paroxystiques spéciaux et nettement caractérisés qu'ont décrits de façon si magistrale Charcot et P. Richet, pendant lesquels les malades vocifèrent, blasphèment dans un état de terrible agitation, persuadés que le démon parle par leur bouche. C'est surtout cette variété de démonomanie qui s'est autrefois présentée et qui se présente aujourd'hui encore sous la forme épidémique.

Les hypochondriaques eux-mêmes peuvent atteindre des moments de paroxysme, soit que leurs tourments deviennent plus vifs, soit que les hallucinations augmentent leurs souffrances soit pour tout autre cause.

Pour Calmeil, la démonopathie est annoncée par la haine de Dieu, par l'impossibilité de prier ou d'entendre prier, par l'insomnie..., par des sensations viscérales qui sont attribuées à la présence du diable ou de plusieurs démons dans les entrailles, dans les cavités viscérales, par le besoin de crier, de hurler... par l'excitation de l'appareil génital..., etc.

Nous présentons maintenant les *zoopathies internes* dans les observations qui vont suivre.

**Observation II.** — Ernest Dupré et Léopold Lévi.

*Délire hypocondriaque de zoopathie interne, chez un débile tabétique, hystérique et gastropathe.*

Louis M..., chiffonnier, entre le 27 juin 1903 dans le service du docteur Dupré à l'Hôtel-Dieu annexe, salle Saint-Pierre, n° 11.

Il s'est présenté à la Polyclinique H. de Rothschild, demandant à être examiné aux rayons X. Il se sent en effet l'abdomen habité par un animal, dont il voudrait être débarrassé.

Cette bête, qu'il suppose être un tœnia, il a essayé de la chasser avec du kousso. Il se présente souvent à la garde-robe dans l'intention de l'expulser.

Il porte constamment sur lui de quoi endormir la bête, au cas où elle monterait du côté du cœur. C'est qu'en effet son mal a débuté en 1888 par des points douloureux dans la région précordiale; puis il a descendu, a occupé successivement les deux hypocondres et vient parfois jusqu'à la région hypogastrique. Pour endormir l'animal, il se sert d'eau de mélisse, ou boit un verre de vin. Au contraire, il soutient que le lait gonfle l'animal, qui pèse alors davantage sur son estomac. Quand il se couche, souvent la bête passe en arrière au niveau des reins. Elle détermine de ce fait des troubles de la circulation qui se traduisent par la formation de boules au niveau des muscles du mollet et de la cuisse (crampes musculaires). Il attribue d'autres méfaits à l'animal. Il est gêné dans sa marche : souvent il tombe soit en avant, soit en arrière. C'est la bête qui le pousse dans ce sens. Quelquefois il ressent de la gêne à uriner. Il ne peut pisser qu'étant accroupi. La bête s'est déplacée. Elle a changé également de position quand, après des efforts de miction, il urine presque involontairement. C'est encore à elle qu'est due l'incontinence nocturne d'urine qui survient de temps en temps. Elle est enfin responsable de l'agénésie dont est atteint le malade. En somme, elle se place de façon à empêcher tous ses actes. Parfois il la sent partir de la fosse iliaque gauche, gagner l'épigastre, suivre l'œsophage en l'étouffant, ou en l'étranglant (boule hystérique).

Tous les phénomènes morbides que présente le sujet sont plus ou moins anciens, et il les fait remonter à une période d'instruction de treize jours qu'il fit à Lisieux en 1888.

Jusque-là il avait eu peu de maladies : la rougeole étant enfant, le favus plus tard, et dans sa jeunesse, la blennorrhagie. Il nie la syphilis, dont il ne présente d'ailleurs aucune manifestation. Mais sa maîtresse, dit-il, a été soignée à l'hôpital de Lourcine pour la vérole.

Il n'a été à l'école que jusqu'à 10 ans; et bien qu'ultérieurement il ait suivi l'école du soir, il sait à peine lire et écrire, est incapable d'effectuer une soustraction. Il répond aux questions d'un air un peu niais, mais paraît avoir une bonne mémoire. L'interrogatoire permet de conclure à une *débilité mentale manifeste*, chez un sujet qui est d'ailleurs nettement *microcéphale*.

Son hérédité est chargée au point de vue névropsychopatique. Son *père*, mort du choléra, avait eu une fortune de plus de deux cent mille francs qu'il dissipa dans de ruineuses entreprises d'aérostation. Il descendit peu à peu dans l'échelle sociale et finit par devenir chiffonnier, ce qui est l'état actuel de son fils. Sa *mère*, *débile*, ne sachant ni lire, ni écrire, reconnaissant à peine l'heure aux pendules, était sujette à de grande crises d'*hystérie*. Un de ses *frères* fut soigné pendant dix ans par Charcot, pour des *accidents hystériques*.

L'analyse clinique permet de rattacher les nombreux symptômes offerts par le malade à divers états morbides.

Le malade est tout d'abord, ainsi que nous l'avons dit, un *débile*. Il est atteint de *tabes* à la période d'*incoordination motrice* : signe d'Argyll avec inégalité pupillaire, abolition des réflexes tendineux, rotulien et achilléen, ainsi que des réflexes crémastérien et anal; douleurs fulgurantes dans les membres supérieurs et inférieurs, troubles vésicaux, agénésie. Signe de Romberg, démarche tabétique, troubles trophiques dentaires.

Il présente de plus des signes manifestes de *névropathie* et d'*hys-*

*térie.* Il ressent parfois la boule hystérique qui part de la fosse iliaque gauche, remonte peu à peu sur la ligne médiane, le serre à l'estomac, l'étouffe, puis l'étrangle. Il existe dans la fosse iliaque une zone hystérogène à la pression.

Aucun stigmate permanent du côté de la peau ou des organes des sens. Irritabilité psychique, rire et pleurs faciles, instabilité émotive.

Les symptômes d'*alcoolisme* se retrouvent chez lui, mais peu marqués. Il boit en moyenne un litre de vin par jour, et ne supporte ni absinthe, ni eau-de-vie. Il a eu l'an dernier quelques cauchemars qui ne se sont pas reproduits. Léger tremblement des mains. Crampes nocturnes fréquentes. La pression des muscles du mollet n'est pas douloureuse.

Bien que le malade ait été couvreur de 18 à 27 ans, il ne présente point d'intoxication saturnine. De la paralysie générale on ne constate aucun signe ni physique, ni psychique.

L'état des viscères abdominaux méritait toute l'attention. Le ventre est souple, facile à palper. La paroi est peu résistante. Quand le malade est debout, il y a tendance à la chute des organes du côté gauche. Pas d'éventration ni de hernie.

L'estomac est hyperesthésique. Dès que le malade a absorbé quelque aliment, en particulier du lait, il accuse des sensations de pesanteur ou de distension, qui s'accompagnent parfois de tremblement des membres et de la face, de tachypnée à 32 R. par minute. Le malade est pris alors d'*aérophagie.* Sous prétexte de rendre des gaz, il avale de l'air. Les rots sont bruyants et éclatent en séries d'une durée parfois de cinq minutes à un quart d'heure. Le malade dit que l'animal descend alors dans son ventre, et voit dans ces déplacements la cause de ces gaz. L'estomac est le siège d'un clapotage perçu par le malade lui-même, à trois travers de doigt au-dessous de l'ombilic. Ce clapotage correspond, pour le malade, aux grouillements de la bête.

On sent à la palpation le cœcum contractile, l'origine du côlon ascendant et parfois le côlon descendant en état de spasme. Mais le malade n'accuse pas de constipation habituelle. Il va à la garde-robe une à deux fois par jour. Les matières n'offrent pas de sécheresse marquée. Des glaires ont été émis, en petite quantité, sans jamais contenir de fausses membranes. Le malade n'a jamais eu de vomissements.

Le foie ne dépasse pas le rebord des fausses côtes, et mesure, comme matité absolue, 7 centimètres sur la ligne mamelonnaire.

Rate normale. Pas de lésions pulmonaires. Le cœur et l'aorte sont sains. Rien dans les urines.

En *résumé*, le malade présente une *association de syndromes*, qu'on peut grouper dans l'énumération suivante : *débilité mentale dégénérative*, hystérie, tabes avec ataxie; alcoolisme léger; *gastrite chronique avec dilatation et intolérance de l'estomac, aérophagie, entéro-colite glaireuse*. Délire hypocondriaque, à forme de zoopathie interne.

**Observation III** (inédite). — Du service de M. le Dr Dupré, due à l'obligeance de M. Lemaire (interne du service).

Mme G... âgée de 59 ans, mariée, n'a jamais eu d'enfants, ni de fausses-couches. Elle sait à peine lire et ne sait pas écrire. Elle est malade depuis l'âge de 17 ans. Elle prétend avoir toujours été forte, mais a toujours senti un malaise dans l'estomac. Ménopause à 54 ans. Cette malade vient à la consultation se croyant habitée par une *couleuvre*. Elle est d'ailleurs d'un pays où il y en a beaucoup. Cette idée de Zoopathie interne remonte à quelques années. La malade a été convaincue de l'existence de sa couleuvre quand elle a eu 53 ans. Elle alla trouver M. le Dr Poirier à Lariboisière pour se faire enlever sa bête, elle est donc arrivée à la phase chirurgicale de son délire. Pour donner à l'observation un caractère plus original, nous laisserons la parole à la malade en reproduisant presque intégralement son récit. L'observation qui va suivre est la compilation de trois entrevues. La malade raconte volontiers son histoire en accompagnant son récit de gestes multiples et d'une mimique assez expressive. Aussi bien son histoire n'est qu'un long

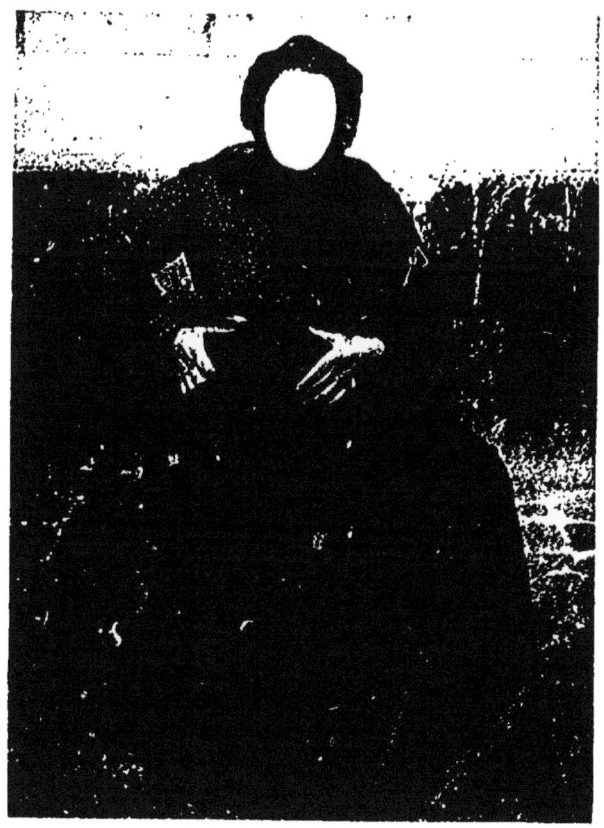

**Malade de l'Obs. III**

(Cliché du service du Dr Dupré)

G. STEINHEIL, Éditeur

Phototypie Berthaud

monologue qu'entrecoupent çà et là des questions posées à la malade afin de la ramener au fait et de préciser certains points de détail.

« C'est, dit la malade, en se présentant à M. Dupré, une couleuvre que j'ai dans le corps. Je l'avais sentie pour la première fois il y a six ans parce que la bête n'avait pas assez à manger. Mais il y a longtemps que je l'ai ; je l'ai avalée quand j'avais 17 ans. C'était pendant la moisson, un jour à 10 heures du matin, il faisait très chaud et j'ai bu à même d'un étang. Je l'ai avalée parce qu'elle était toute petite et parce que j'ai bu les yeux fermés afin d'éviter des roseaux qui me venaient dans la figure et que j'ai écartés. Après avoir bu cette eau j'ai eu des malaises et des vomissements. C'est de là que vient mon mal, mais je ne l'ai pas su de suite. Vers l'âge de 20 ans, j'étais très forte, mais j'avais toujours des malaises, j'étais tourmentée dans moi et cela me faisait des tiraillements dans la nuque et dans le dos. Je mangeais bien, je digérais bien et j'allais bien à la selle.

Je me sentais bien jusqu'à 30 ans à part ces petits malaises, mais j'étais agitée la nuit, j'avais des cauchemars, je tombais dans des précipices, j'étais dans des déserts. Le matin je vomissais souvent quelque chose de très amer. Vers 50 ans j'étais toujours tourmentée dans moi (la malade montre son ventre et son estomac), j'avais des malaises et j'étais constipée. J'étais très ennuyée et je me disais : qu'est-ce que je peux bien avoir là-dedans ?

Il y a six ans, à la suite de fatigues et de surmenage, au moment de mon retour d'âge, la bête ne s'est pas sentie bien et s'est portée sur l'estomac. J'ai senti « un tourbillon » ; c'était elle qui descendait de ma colonne vertébrale et se mettait dans mon estomac « Elle a fait un raffut de tous les diables. » Quand elle s'est placée dans mon ventre, j'ai rendu quelques filets de sang, mais je ne savais pas encore ce que j'avais ; c'est après cela que j'ai rendu des peaux et c'est ce qui m'a fait comprendre que j'avais avalé cette bête, et que je me suis rappelé que j'avais bu de l'eau. J'en ai parlé à des voisins et ils ont été comme moi ; d'abord ils n'ont pas cru. Quand je leur ai dit, ils ont ri, mais ils ont cru quand je leur ai montré les peaux et alors ils l'ont connue. Je me doutais bien qu'il y avait quelque chose puisque j'avais grand appétit, mais je ne savais pas ce que c'était. Je me disais : comment, je sors de table et j'ai encore faim ! Comment vais-je faire pour gagner ma vie, pour me nourrir.

Maintenant elle est là (et la malade montre son hypochondre gauche). Elle est attachée à ma colonne par sa peau et puis elle est posée comme cela sur le devant de mon ventre au-dessus de ma vessie et sa tête est là sous mon cœur. C'est là qu'elle dort et elle vient manger dans mon estomac. Quand elle a faim, je le sais, elle fait « crac-crac » principalement la nuit. Et quand elle mange, elle fait comme cela (et la malade avec sa main exécute des mouvements de reptation). D'ailleurs je mange bien et elle aussi. Je suis obligée de manger beaucoup parce qu'elle me creuse et me met l'estomac à blanc. Je sens quand elle me pique.

Quand je l'ai avalée elle était petite, grosse comme un cheveu, mais maintenant elle a grandi, elle a bien 1 m. 20 puisque moi j'ai plus d'un mètre de tour. Elle est logée dans mon gros boyau et elle est bien grosse comme mon coude. Sa tête est toute petite, effilée. C'est certainement une tête comme celle d'un gros serpent. Elle a son dard, je le tiens comme s'il était dans ma main (la malade montre alors son poing fermé pour indiquer la grosseur de la tête et faire sortir son pouce entre l'index et le médius pour simuler son dard). A l'endroit de la panse, elle est bien plus grosse. Elle est comme le gros du bras. Sa panse est là (hypochondre droit). Oh ! je l'ai bien étudiée, reprend la malade, elle me fait des méchancetés et puis elle remue. Quand elle était jeune, elle me montait jusqu'à la *gorge* et elle voulait sortir par le haut, mais je l'ai replacée ; je l'ai purgée avec de l'aloës, puis je lui ai donné des « bonnes choses », des beefsteacks, des sirops. Elle était contente et elle a engraissé et moi aussi. Oh ! elle n'aime pas l'aloës, cela la fait se vider. Et puis la nuit elle *dégorge*, elle vomit et je l'entends ; et moi je vomis des glaires, des eaux. Ça file et je suis obligée de les tirer de ma bouche avec mes doigts. Quand elle remue, je sens ses mouvements qui sont comme des vagues. Quand elle se lève je suis mieux, quand elle se remet en place, je suis serrée. A un moment elle a été malade et elle a perdu sa peau. C'est alors que j'ai su ce que j'avais. J'en ai rendu des morceaux, j'en ai parlé aux voisins et j'ai porté les peaux à un pharmacien qui a voulu me donner la potion du ver solitaire, mais je n'ai pas voulu la prendre parce que c'était trop fort et parce que j'avais peur que le serpent meure en moi, pourrisse et ne me fasse mourir en m'empoisonnant. Quand elle rend ses peaux, il faut que je la purge tout le temps, ça la raplatit ; elle repousse quand je ne la purge plus. Quand elle a été malade, je l'ai été aussi. J'étais pleine de vers, de petits microbes. J'étais de la couleur de la bête. Elle rendait des miasmes. J'en avais plein les yeux, plein la bouche et j'étais obligée pour les enlever de me râcler la langue. D'abord, voilà les peaux que j'ai rendues. C'est de la peau de couleuvre qui est partie par la voie basse à la suite d'une forte purgation. Les peaux étaient toutes vertes, de la couleur du serpent. Je les ai mises sur du papier, parce que dans l'eau cela les fait dissoudre. Voici la première que j'ai rendue il y a deux ans. Il y avait aussi comme des lambeaux de chair. (Et la malade en effet apporte sur du papier-buvard toute une série de débris noirâtres couleur chocolat qui semblent bien être des peaux d'entérite muco-membraneuse. Elle les fait examiner avec une loupe qu'elle apporte avec elle et qu'elle sort de sa poche. Parmi ces débris il est une pièce fort curieuse qui n'est autre qu'une feuille morte, grande comme une feuille de tilleul et dont on voit très nettement les nervures à l'œil et à la loupe).

En ce moment-ci la couleuvre n'est pas à son affaire. J'ai toujours froid dans mon ventre parce que la bête est enlacée dans moi. Elle ne me fait pas mal, mal, mal, mais elle me tourmente ; d'une seconde elle n'arrête pas, elle..... (et la malade n'achève pas sa phrase, mais exprime sa pensée en se grattant la paume de la main gauche avec les doigts de la main droite).

Le jour où on me la sortira ce sera un beau jour pour moi. »

On ordonne alors à la malade le traitement suivant :

Valérianate de zinc ..... 0,05 centigr.
Extrait de quinquina..... 0,10 centigr.
Pour une pilule n° 15.
Prendre une pilule tous les soirs.

La malade revient dix jours après ; le résultat n'a pas été très satisfaisant.

« J'en ai pris 7 pilules, cela m'a un peu adoucie, dit-elle. Elle n'est pas tout à fait aussi vigoureuse, mais quand il est l'heure de déjeûner, elle sait bien se mettre à table. Cela l'a un peu indisposée et c'est moi qui en souffre. »

Au cours de tout ce récit la malade a des gestes et des jeux de physionomie. Elle se gratte le bas du dos, se prend la région ombilicale ; elle a des sursauts dans tout le corps et par instants des sursauts par tout le ventre.

Pendant les explications données devant elle sur son cas, elle approuve, dit oui, mais oui, c'est bien cela. Elle répond oui quand on dit qu'elle est une débile mentale. On voit qu'elle comprend et saisit tout ce qui a trait à sa bête, mais ses affirmations prouvent sa déchéance intellectuelle et la non-compréhension des explications techniques.

Vers la fin de juin, examen clinique de la malade.

Aspect général : obésité, quelques petits nœvi et quelques petites telangiectasies capillaires aux jambes et aux cuisses ; teinte subictérique des sclérotiques et du frein de la langue.

La paroi abdominale est presque mobile, remuant comme de la pâte très molle. On peut saisir à pleine main cette paroi adipeuse qui forme un gros bourrelet. En faisant mettre la malade dans la position génu-pectorale, cette paroi pend et semble former trois gros étages, mais les muscles abdominaux sont en bon état et se contractent énergiquement, pas d'éventration.

La palpation de l'abdomen n'est pas douloureuse : « Elle est là, ça ne me fait pas trop de mal quand on appuie dessus ». Cependant, il paraît exister un peu de sensibilité au niveau de la fosse iliaque droite.

On ne perçoit pas le côlon ascendant et le côlon transverse ; au contraire, on arrive à sentir le côlon descendant.

Rien au cœur, rien aux poumons.

Le foie est normal. Pas de rein flottant. On ne sent pas la rate. L'estomac est peu ou pas dilaté : pas de sucussion, ni de clapotage.

Rien au toucher vaginal.

Réflexe rotulien un peu saccadé des deux côtés, réflexe pharyngien conservé, mais un peu diminué.

Pas de Babinski.

Sensibilité normale égale des deux côtés, aussi bien en ce qui concerne la sensibilité tactile que la sensibilité à la douleur et à la chaleur.

Réactions pupillaires normales. Un peu de strabisme convergeant plus accentué à droite qu'à gauche.

Enfin la malade est revue quelques jours après cet examen. Elle est désolée. « Elle me tourmente, dit-elle, en parlant de la bête, elle me fera mourir, la voilà qui commence à me ronger le cœur. Oh ! je voudrais bien qu'elle soit partie. Elle m'a tourmentée tous ces temps-ci. Je voudrais bien qu'on l'enlève. ».

On décide alors de faire un simulacre d'extirpation par la voie vaginale. La malade revient à la Rochefoucauld le 7 juillet.

« Ça ne va pas mieux. Chez une amie, j'avais fatigué ! Quand je suis rentrée chez moi j'ai payé cela. Elle m'a taquinée ! Tous ces jours-ci je me suis frictionnée avec des choses au menthol, à l'alcool, à l'essence de térébenthine. Ça me chatouille dans le dos ; elle me mord ici (hypocondre gauche). Quand je suis couchée sur le dos elle me fait mal au ventre ; quand je suis couchée sur le côté, elle me fait mal à l'autre côté. »

Extirpation simulée.

On veut faire un simulacre d'anesthésie à l'éther : défense de la malade.

On cesse l'anesthésie.

Toucher vaginal prolongé combiné à un palper abdominal assez violent « pour faire descendre la bête vers la matrice ». On place une couleuvre vivante entre les jambes de la malade. Etonnement, pleurs, etc.

Application d'un spéculum pour terminer et voir s'il « ne reste rien ». Au bout de quelques instants la malade dit : « Je sens encore des battements, c'est bien malheureux pour moi ».

Puis la malade se remet de son émotion et examine la bête. « Ça m'étonne, dit-elle, qu'on ne voit pas ousqu'elle se déchirait les lambeaux que j'ai apportés. Où que vous allez la mettre. Je voudrais bien vous la laisser, mais je veux la garder pour la montrer à des gens qui ne me croyaient pas. Enfin, la malade abandonne sa couleuvre : « On va vous la laisser, Madame la Surveillante, et vous ferez venir des témoins ». La malade part en remerciant : « Si j'étais riche, je ne vous donnerais pas seulement une médaille d'or, mais si j'avais une fortune on partagerait. Oh Monsieur, je pense toujours à mon mari, mais je vous mets à côté de lui. »

*(La malade est revue quelque temps après : le délire a reparu).*

### **Observation IV.** — Ch. Mirallié, *Gaz. méd. de Nantes* (26 nov. 1904)

*Délire de possession par les reptiles. Entérocolite muco-membraneuse.*

M^me^ X., 53 ans. Veuve depuis de longues années, mère de famille (quatre enfants), ayant passé la ménopause depuis cinq à six ans ; elle eut des relations avec un amoureux (mai 1899), elle perçut dans l'abdomen des sensations qui lui rappelèrent les grossesses anciennes et se crut enceinte. Elle attendit, puis finit par s'inquiéter. Puisqu'elle n'était pas enceinte, que pouvait-elle donc avoir ainsi dans le ventre ? Elle se rappela alors que dans sa jeunesse on lui avait raconté qu'une femme du petit village de Vendée qu'elle habite avait accouché d'un crocodile. Immédiatement, l'idée lui vint qu'elle aussi portait un crocodile dans le ventre et qu'elle était enceinte d'un crocodile, qui lui avait été introduit par le coït. Elle sent son crocodile se promener partout dans son corps. Il se tient d'ordinaire dans le ventre, où il manifeste sa présence en lui causant des douleurs, des torsions, des piqûres; mais parfois, il remonte dans le dos, les épaules et la racine des bras ou descend vers les fesses. Il n'existe pour la malade qu'un seul moyen de l'apaiser et de le faire rester tranquille : c'est de lui donner à manger. Chaque fois que la malade mange, le crocodile dévore les aliments et se calme; à peine a-t-il fini de manger, qu'il recommence à la torturer; aussi, pour obtenir du repos, mange-t-elle à chaque instant. L'existence de ce crocodile ne saurait être mise en doute : elle a reconnu dans les fèces les excréments rendus par le crocodile ! Les matières qui, d'après la malade, sont rendues par elle-même, sont constituées par des boules dures, arrondies, très petites (scybales); les déjections du crocodile sont constituées par des glaires abondantes, tantôt recouvrant les matières de la malade, tantôt isolées; parfois aussi il rend de grandes peaux, des morceaux de viande mal digérés. Il existe chez cette malade, petite et amaigrie, une entérocolite muco-membraneuse intense.

La malade présente tous les stigmates de l'hystérie : boule, zones hystérogènes sus et sous-mammaires et ovariennes, rétrécissement du champ visuel, hypoesthésie droite.

Nous essayons de faire comprendre à la malade la situation ; en vain; nous semblons alors rentrer dans son délire et lui prescrivons un traitement contre l'entérocolite, en le déclarant dirigé contre le crocodile.

Un mois après, la malade nous revient très améliorée. Les glaires ont diminué, les fausses membranes presque disparu; les douleurs sont aussi très atténuées et les irradiations sont moins fréquentes; la malade est convaincue que son crocodile est sérieusement blessé, mais il n'est encore pas mort.

Avec une nouvelle poussée aiguë de l'entérocolite, la malade se désespère, « le crocodile la travaille davantage; quand les aliments ne lui plaisent pas, il se retourne comme un hérisson, elle sent ses piquants qui remontent dans la poitrine (œsophage), vers l'aisselle droite; parfois il court dans la jambe».

Un traitement et un régime sévère améliorent momentanément la situation, mais devant la persistance des symptômes de l'entérocolite, la malade désespère d'arriver à se débarrasser de son crocodile.

**Observation V** (inédite). — En collaboration avec M. Rais, interne du service de M. le Dr Richelot.

Mme D..., cultivatrice, 57 ans, entre dans le service de M. le Dr Richelot à l'hôpital Cochin, le 5 mai 1906. Elle se plaint d'avoir dans l'abdomen un animal, depuis quarante ans.

En effet, le 28 juin 1866, la malade alors âgée de 17 ans, était occupée à faner dans un pré : prise d'une soif extrême, elle ne trouva à boire que dans un filet d'eau qui coulait au fond d'un fossé habituellement plein d'eau courante, et à ce moment à peu près à sec. Elle but une gorgée dans le creux de sa main. C'est à ce moment qu'elle rapporte l'ingestion de l'animal parasite ou plutôt de l'œuf qui dut le produire. La malade n'a vu aucune bête, l'eau était très claire, mais on y trouve dit-elle des « espèces de lézards » (salamandres) qui arrivent à atteindre environ 20 centimètres. Il y a aussi des couleuvres. Dès le lendemain matin, « ça lui coupait l'estomac », douleur ou barre épigastrique se produisant après les repas, disparaissant après quelques heures pour reparaître dès le repas suivant. La malade consulta un médecin qui lui fit mettre un cataplasme sur le côté gauche. Le mal était là et gros comme le poing. Ce côté était très faible probablement rongé par la bête, qui s'est révélée depuis et quand la malade appuyait il sortait des gargouillements de son corps, la bête suivait les glouglous pour descendre dans le côté gauche du ventre. Des frôlements étaient ressentis dans l'abdomen comme s'il s'agissait d'une couleuvre; mais la malade n'a jamais rendu de peaux dans ses matières, ni de glaires.

M$^{me}$ D..., qui fut soignée pour une gastralgie quelconque ne songeait pas, à cette époque, à l'existence d'un être vivant dans son tube digestif. Elle reproche rétrospectivement au médecin d'alors de lui avoir donné de « bonnes choses », propres à faire éclore son parasite, plutôt que des poisons pour le tuer.

Ce n'est que dix ans après que la malade reconnut l'existence de l'animal avec les caractères déjà indiqués. Elle est arrivée naturellement à cette conception, en faisant remuer elle-même la bête avec les mains. Si les médecins ne se rendaient pas à ses arguments, les voisines l'ancraient dans sa croyance ; d'ailleurs elles étaient les premières à croire à l'existence de la bête, puisqu'elles la prenaient elles-mêmes dans leurs doigts.

Pendant ces dix années, la malade est constamment souffrante, souvent confinée au lit ; dans un état de faiblesse excessive, l'empêchant même de porter sa main à sa bouche. Jamais de perte de connaissance. A ce moment, en dehors de tout état de grossesse, la malade avait des troubles du goût qu'elle compare à des « envies de femme grosse », envies qu'elle n'eut pas lorsqu'elle fut enceinte, car pendant ce temps sa santé parut très améliorée, elle accoucha à 24 ans, à terme, d'une fille bien portante qu'elle allaita sans incident. La malade a pris tous les anthelmintiques connus, extrait de fougère mâle, kousso, écorce de racine de grenadier, etc., mais seules les cigarettes de camphre faisaient passer la bête de la poitrine où elle remontait quand on lui donnait quelque chose de bon, comme du lait, jusque dans le ventre où elle gênait moins. La malade a essayé de prendre de l'alcool, parce que « l'alcool tue le vers » mais cela supprimait ses digestions. De plus lorsqu'on faisait mal à la bête elle remontait vers la gorge. Néanmoins il n'y avait pas sensation nette de boule.

*Symptômes des derniers temps.* — L'animal se réveille à deux heures du matin, et par ses mouvements réveille la malade : celle-ci perçoit la respiration de l'animal sous forme de battements qu'elle ressent jusqu'au bout des doigts. Ces battements sont un peu plus rapides que ceux du pendule d'une horloge (la malade parle d'une horloge de campagne à grand balancier). L'animal n'a pas le ventre « mollet », il est de consistance ferme sur toute sa longueur, et on peut l'endormir avec des perles d'éther. La malade mange beaucoup, mais ne peut prendre ni sucre, ni café, ni fruits, ni laitage, car l'animal en est friand et se précipite dessus. Pas de troubles génitaux. Pas de maladie intercurrente.

Nervosité extrême, sensation de clou au vertex, céphalalgies fréquentes, pas de symptômes d'hystérie. Ces troubles s'accentuant et l'animal lui causant des étourdissements, la malade a consulté M. Richelot en lui demandant de l'opérer.

On pratique sous chloroforme une incision sur la peau de l'abdomen pour simuler la laparotomie : un « lézard des palmiers » préalablement acheté chez un naturaliste est présenté à la malade. Or, lorsqu'on lui montre la bête pour la première fois, ce qui l'étonna c'est de lui voir les pattes. En effet, la malade ne les sentait pas ; « ce sont des pattes en velours », dit-elle.

Après l'opération, la malade a perçu comme un battement, un souffle dans le ventre surtout au moment de son réveil. Et devant la persistance de ces sensations elle pense, comme on le lui a dit depuis longtemps déjà, qu'elle pourrait bien avoir en elle plusieurs catégories d'animaux. « Et déjà elle s'écrie qu'il a dû rester quelque chose : ça la gêne de plus en plus depuis l'opération. Maintenant la malade est très atteinte moralement et ne sait plus à quel saint se vouer, les idées noires qu'elle avait depuis quarante ans, vont la reprendre. Au moment où la malade nous causait, la bête se répandait en elle, lui soulevait la tête, lui creusait la racine des yeux et lui descendait sur le nez ».

**Observation VI** (inédite). — Obligeamment communiquée par M. Lemaire.

*Délire de zoopathie interne.*

En 1902 se présenta à la consultation gynécologique du Dr Gérard-Marchant, à l'hôpital Boucicaut, une femme de 45 à 50 ans, accompagnée de son mari et de sa fille.

Elle venait, disait-elle, parce que son corps était habité par un *serpent.* Elle a vu plusieurs chirurgiens et plusieurs médecins qui n'ont ni voulu la croire ni voulu l'opérer.

La malade, son mari et sa fille sont convaincus de l'existence de cette bête dont personne ne peut s'expliquer la présence.

La malade montre son abdomen comme siège principal de la bête, mais l'animal non content de se cantonner dans le ventre enserre le tronc de la malade, lui comprime également les reins et les cuisses.

Le fait suivant contribue singulièrement à augmenter la croyance de la malade. En effet, au niveau de la face antérieure des cuisses et au niveau des biceps des deux bras se produisent par moment, spontanément ou sous l'influence des attouchements, des contractions fasciculaires des muscles, contractions rappelant ce que l'on voit dans certaines tumeurs fantômes au niveau des muscles droits de l'abdomen.

Naturellement on ne trouve rien à l'examen de l'abdomen, mais on constate : 1° *un rein droit flottant*; 2° une *adipose* considérable du ventre qui pend flasque et mou; 3° un relâchement intense des muscles droits de l'abdomen qui, lorsqu'on met la malade dans la position genu-pectorale, forme un bloc de convexité regardant du côté de la table d'opération; 4° un peu de *chute de l'utérus*.

De plus, il y a des stigmates de neurasthénie et d'hypochondrie. On a peine à convaincre le mari et la fille de leur erreur. Ils partagent pleinement la croyance de la malade.

M. Gérard-Marchant *se refuse à l'intervention* et conseille l'internement dans une maison spéciale. Il donne un certificat médical dans ce but.

**Observation VII.** Sepulchretum de Bonnet. De la mélancolie et de l'hypocondrie (trad. du latin), t. I, obs. 35.

*Tumeur squirrheuse trouvée dans le ventre d'un mélancolique, qui croyait y porter une grenouille vivante.*

J'ai vu un paysan, qui déclara à plusieurs médecins réunis en consultation, qu'il avait dans le ventre une grenouille vivante. Au premier abord nous soupçonnâmes cet homme un mélancolique : néanmoins, il y avait dans ses affirmations, une telle précision de détails, que nous n'avions aucun motif bien sérieux d'en suspecter la réalité.

Il était, disait-il, en proie à cette affection depuis un an. Il craignait d'avoir avalé, avec de l'eau, de la semence de grenouille; très souvent il entendait le coassement et le grincement de la grenouille qui existait dans son ventre. Naguère, après avoir bu du vin cuit, il avait évacué des excréments tout à fait semblables à de la semence de grenouille et parsemés d'yeux noirs. Quand il avait bu de l'eau, la grenouille se mettait à nager dans le ventre, et c'était alors qu'il en était le plus incommodé; mais elle se trouvait singulièrement affaiblie, sous l'influence des décoctions d'ail dont il usait fréquemment. Quand il vomissait la grenouille remontait jusqu'à la gorge, mais ne pouvait être rejetée au dehors, à cause de sa grosseur : pour le même motif, d'après les constantes affirmations de notre malade, il lui arrivait très souvent de saisir et de retenir avec ses mains, du dehors, cet animal, dans la région du ventre. Cependant, disait-il, cela ne l'empêchait pas de dormir, d'avoir de l'appétit, d'accomplir normalement les autres fonctions, sauf qu'il paraissait s'amaigrir un peu.

Telle était donc la déclaration de notre paysan, homme d'ailleurs avisé et n'ayant rien d'un tempérament mélancolique : elle rendit les médecins perplexes, à juste titre. On essaya quelques remèdes, comme, par exemple, une espèce de « diaturbith » avec de la *rhubarbe* et du mercure doux, on administra aussi des *antimoines*. Des grenouilles furent placées à dessein dans les excréments du malade pour le tromper. On prescrivit, pour amener l'abstersion et l'évacuation, des *médicaments* acides, essayés par nous sur des vers, ou des eaux artificielles de Rhétie. Mais tout cela ne produisit aucun résultat.

Au cours de la seconde année, à la date où j'écris (1673), je constate la mort de cet homme, complètement émacié. Son cadavre a été autopsié par un illustre savant, D. Raimond Maria de Pistor,

Une tumeur squirrheuse, grosse comme un œuf de poule, toute sillonnée de veines variqueuses, a été trouvée adhérente à côté du pylore du ventre: elle menaçait de tourner peu à peu à l'ulcère cancéreux.

C'était là la grenouille que le paysan croyait tant de fois saisir avec ses mains, et que tant de fois lorsque son ventre était secoué de vomissements, il se figurait sentir remonter jusqu'à sa gorge.

Le cas méritait d'être signalé. Si je l'ai cité volontiers, ce n'est pas que je veuille ranger ce paysan parmi les véritables mélancoliques; c'est pour montrer combien de fois des causes cachées et ignorées de nous, alimentent les maladies mystérieuses et tiennent en suspens, d'une manière étonnante, le jugement des médecins prudents.

**Observation VIII.** — Obs. 10 (Sepulchretum de Bonnet)

*Chez une mélancolique, du côté des hypocondres, on a trouvé les glandes du mésentère et de l'épiploon, squirrheuses et indurées, ainsi qu'une tumeur squirrheuse chez le même individu... etc.*

Une paysanne s'imaginait, jusqu'à sa mort, qu'elle portait dans son ventre, depuis quatre mois, trois grenouilles vivantes. Voici quelle fut l'origine de cette fausse imagination. Cette femme but un jour à une fontaine dont l'eau s'écoulait par un tuyau. Quand elle fut rassasiée de boire, elle éloigna sa bouche du tuyau et elle aperçut alors une patte de grenouille appliquée à l'intérieur de celui-ci. A la suite de quoi, elle prétendit avoir avalé trois grenouilles (c'est le nombre qui a été rapporté). Elle s'efforçait de persuader au vulgaire, par les bruits et les fluctuations de son ventre, que ces animaux y couraient çà et là et y coassaient en quelque sorte, comme il arrive d'ordinaire quand leur corps était à jeun. En outre, les assistants et, qui plus est, le chirurgien, croyaient toucher, à la partie supérieure de l'abdomen, comme trois têtes de grenouilles. Enfin devenue hydropique, la malade mourut pieusement, et quoique certainement très éloignée d'être mélancolique, on ne put jamais avant sa mort, la faire renoncer à sa fausse imagination.

L'abdomen ayant été ouvert et le péritoine incisé, une eau semblable à celle des hydropiques s'écoula avec abondance.

A la suite de cet écoulement, presque toutes les parties du bas-ventre retombèrent affaissées, en laissant voir trois excroissances proéminentes : c'étaient celles-ci que la morte, de concert avec le vulgaire, prenait pour des têtes de grenouille. Quant aux glandes de l'épiploon, nous les trouvâmes squirrheuses et indurées. Enfin, se greffant sur ces glandes, on voyait une tumeur de l'épiploon, tout entière squirrheuse, très analogue à la tumeur dont A. T. fait mention dans ses Thérap..., sauf que la nôtre pesait deux livres et trois onces seulement, et celle-là, au contraire, cinquante six livres. Je crois donc que cette dernière était une tumeur de l'épiploon tout entier, et que la nôtre est tout au moins une tumeur partielle de ce même organe : car nous y avons encore trouvé des parcelles d'épiploon. Quant aux glandes plus grosses du mésentère, on peut, semble-t-il affirmer, qu'elles étaient devenues squirrheuses et indurées avec quelques unes de l'épiploon, parce que la partie inférieure de la tumeur, qui paraissait se terminer au centre du mésentère, n'aurait pu sans déchirure se détacher des vertèbres des lombes.

**Observation IX.** — Bechterew, *Centralblatt für Nervenheilkunde und Psychiatrie*, novembre 1900 (traduite de l'allemand)

*Délire de possession par les reptiles.*

Un paysan âgé de 30 ans environ, de taille moyenne, maigre, nerveux, était venu me trouver pour me supplier de le délivrer d'un *serpent* qu'il portait dans son estomac. Les larmes aux yeux il me raconta que le serpent rongeait ses intestins depuis quelques mois; il était entré pendant son sommeil dans le foin, en plein champ. Il avait senti très nettement le corps glacé du serpent se glisser dans sa gorge, mais il avait été incapable d'empêcher l'entrée de l'animal. Depuis, le serpent ne quitte plus son corps, ronge continuellement ses intestins et fait son désespoir. Notre paysan ressent à tout moment la présence et les mouvements du reptile et ses tortures sont souvent insupportables. Ce malade était tellement convaincu de la présence d'un serpent dans l'intérieur de son corps qu'on avait beau lui donner toutes les raisons possibles pour le persuader de l'impossibilité d'un pareil fait, il ne voulait pas en démordre. Aucune autre idée maladive, aucune autre hallucination chez notre malade. L'examen somatique fut négatif. La recherche des antécédents familiaux ne donna aucun résultat, le malade ne pouvant d'ailleurs donner les renseignements nécessaires.

### Observation X (*idem*)

Une femme qui avait couché dans les foins crut tout à coup avoir bu du lait froid. Mais bientôt elle constata qu'un serpent s'était glissé dans son estomac pendant son sommeil. Cette femme sentait quelque chose brûler dans ses intestins et la soif extraordinaire dont elle souffrait ne se laissait apaiser que par de l'eau prise en grande quantité.

De temps en temps les sensations s'amplifiaient, la malade près du désespoir suppliait son entourage de la délivrer du serpent.

### Observation XI (*idem*)

Le troisième cas concerne un paysan. Celui-ci prétendait aussi qu'un serpent avait pénétré dans sa gorge pendant son sommeil. Il se réveilla tout épouvanté au moment de l'avaler, mais il ne put voir que la queue qui se glissa aussitôt dans son estomac.

Depuis, le malade prétend que le serpent reste dans son estomac en lui faisant souffrir d'atroces douleurs. De plus il entend son sifflement et d'autres personnes auraient été témoin de ce fait. Dans ce cas l'autosuggestion basée sur des rêves a produit de véritables hallucinations.

**Observation XII.** — CHARCELLAY, *Ann. méd. psych.* 1e S. T. 2.

*Monomanie hypochondriaque. Douleurs attribuées à l'existence d'araignées dans l'estomac. Plusieurs opérations successives faites dans le but apparent d'extraire les araignées. Guérison.*

Lucie M., âgée de 50 ans, habitant une ville où elle est née, à dix lieues de Tours, entre le 11 février 1840, dans la division des aliénés de l'hospice général. Taille moyenne, constitution assez robuste, tempérament nerveux lymphatique, cheveux châtains, yeux bruns, légèrement dirigés parfois l'un et l'autre en dedans et en haut, visage ovale, physionomie vive, mobile et empreinte d'une certaine finesse.

Cette malade ne connait pas d'aliénés dans sa famille : cependant, je lis dans mon répertoire général des aliénés reçus depuis 1816, qu'une femme du même nom et presque du même pays, a été admise comme folle en 1817 à l'hospice de Tours. Elle y est morte en 1819. Louise M., est née de parents dont les facultés intellectuelles parurent n'avoir jamais été dérangées. Son père est mort à l'âge de 69 ans, d'une tumeur blanche tibio-tarsienne, compliquée de fistules, qui avait duré trente ans; sa mère, femme de journée, est morte hydropique, à l'âge de 68 ans. Les époux M., avaient eu neuf enfants : six ont succombé à des affections accidentelles. Sa sœur et son frère, survivants, jouissent d'une bonne santé. Ici se retrouve l'exemple d'un de ces nombreux préjugés, répandus dans le monde au sujet des taches sanguines de la peau, connues sous le nom de nævus. Sa mère, dit-elle, avait toujours beaucoup d'envies, lorsqu'elle était enceinte. Aussi tous ses enfants, elle seule exceptée, furent-ils marqués de quelque signe particulier. L'un avait dans le dos un fromage, c'est-à-dire, une tache sanguine qui en rappelait la forme; l'autre avait un foie à la jambe; celui-ci une giroflée derrière le cou; celui-ci une andouille placée transversalement sur les yeux; chez un autre on reconnaissait le sacrifice d'Abraham!!!

Lucie M. se portait très bien dans sa jeunesse; toutefois, à l'âge de 14 ans, lorsqu'elle commença à se former, elle eut les pâles couleurs; et, un an après, ce ne fut qu'avec assez de difficultés que les menstrues parurent aux périodes accoutumées. A cette époque, elle était domestique, et fut forcée de retourner chez elle, où sa santé s'est promptement rétablie, assure-t-elle, grâce à une pratique populaire qui ne peut trouver accès qu'auprès de la crédulité la plus simple, et qui consiste à faire prendre aux jeunes filles dysménorrhéïques un breuvage vineux dans lequel on mêle quelques gouttes de sang cataménial recueilli dans des conditions physiologiques tout à fait régulières.

Mariée à 22 ans, Lucie M., a eu deux fausses-couches et huit enfants, dont cinq sont vivants, et jouissent d'une santé parfaite. Les trois autres sont morts en bas âge, de maladies aiguës (rougeole, pneumonie, coqueluche). Pendant sa deuxième grossesse, Lucie M., à eu de violents maux de tête, et des vertiges accompagnés de délire. Ces symptômes ont été calmés par une saignée; mais ils n'ont entièrement disparu qu'à l'époque de l'accouchement. L'enfant qui est né alors est mort à six ans, d'une fluxion de poitrine. Notre malade est sur son retour d'âge depuis vingt mois. Dans les premiers jours de décembre 1839, elle est prise de malaise général, de picotements à l'estomac, des battements dans tout le corps, avec incidents nerveux qui engagent son médecin à la faire entrer à l'hôpital. En cherchant à se rendre compte de ce qu'elle éprouvait, en réfléchissant à la cause de son affection, tout à coup la malade se rappelle qu'étant à moissonner vers le milieu du mois d'août précédent, elle a bu de l'eau à une fontaine dont la surface était parcourue par trois araignées. Alors elle s'explique facilement ses douleurs, et nul doute qu'elle n'ait avalé les trois araignées qu'elle a vues dans cette circonstance. Dès ce moment aussi son imagination se frappe, son esprit se trouble, l'agitation la plus grande s'empare d'elle, et c'est dans cet état qu'elle nous est arrivée, le 11 février 1840.

Douée d'une grande sensibilité et d'une intelligence pénétrante, Lucie raconte d'une manière claire et précise, qu'elle éprouve des fourmillements, des démangeaisons partout, des picotements à la gorge, à l'estomac et dans le ventre; des battements dans la tête, la poitrine et les membres. Elle a des bourdonnements d'oreilles, des éblouissements, des rêves bizarres, de l'insomnie, ses raisonnements sont bien suivis et ses réponses aussi promptes que justes. Mais lorsqu'elle s'abandonne aux aberrations de son délire, elle s'anime, s'exalte, et alors ce ne sont plus seulement des araignées, qui la dévorent intérieurement c'est le diable; ce sont des serpents, des bêtes de toute sorte qui la rongent et la déchirent. Les fonctions, du reste; se font régulièrement, si ce n'est que le cœur offre une légère hypertrophie, une impulsion et bruit de souffle au premier temps, qui est sourd et prolongé; la matité précordiale est à peine plus étendue qu'à l'état sain; les pulsations artérielles sont assez dures.

Plusieurs préparations calmantes et divers purgatifs sont inutilement administrés. En proie aux plus cruelles hallucinations, cette malheureuse monomane se tourmente sans cesse, et désespère de ne pouvoir jamais guérir. Néanmoins, tout en combattant l'affection du cœur avec la digitale, je parviens à lui faire comprendre que je puis tuer ses hôtes importuns, après quoi il sera facile de les expulser avec un purgatif.

A cette époque les aliénés étaient encore dans leur ancien local et aucun appareil de douches n'existait alors dans l'établissement. Le 2 mars, après avoir pris 0,20 centigrammes de gomme-gutte, la malade a plusieurs selles, dans lesquelles la sœur surveillante glisse adroitement trois araignées que Lucie découvre elle-même au milieu de ses déjections alvines. Mais elle objecte que *ce sont des mères, qu'elles ont laissé des petits, qu'elle les sent remuer et s'agiter dans son ventre*, quatre jours plus tard le même moyen employé de nouveau a le même résultat. La malade assure que ses araignées se multiplient sans cesse; tous les jours son imagination en voit accroître le nombre d'une manière effrayante ; elle en a maintenant, depuis les pieds jusqu'à la tête. Quiconque ose la contredire et entreprend charitablement de lui démontrer son erreur profonde, reçoit de sa part les plus rudes apostrophes et les plus violentes menaces ; alors aussi elle s'abandonne à son désespoir.

La méthode précédente de traitement, répétée une troisième fois sans succès, me paraissant insuffisante, je propose à la malade une opération infaillible qui consisterait à lui ouvrir l'estomac pour en retirer tous ses insectes sans qu'il puisse en échapper un seul. Elle accepte cette proposition avec la plus grande joie et n'aspire plus qu'après le moment, où elle pourra être débarrassée à tout jamais de ces maudites araignées. Dès lors, souvent elle appelle à grands cris le terme de ses souffrances, toujours elle parle de sa guérison avec un confiant espoir. Au jour convenu, tout est disposé pour que l'opération soit faite avec une certaine solennité, de manière à frapper l'imagination de la malade. Le 9 août, en présence de MM. Margueron, administrateur de l'Hospice général, Baillarger, médecin de la Salpétrière, Petitbon, professeur de chimie et de physique au collège royal, Caritte, élève interne du service, etc., je pratique une légère incision dans la région dorsale. Aussitôt la malade sent bien dit-elle, que l'on retire des araignées par la plaie ; plusieurs de celles qui avaient été prises *ad hoc* sont lâchées sur son dos et courent dans son lit ; elle est heureuse de voir un tel résultat. Quelques heures de soulagement suivent cette extraction simulée, mais il faut y revenir le lendemain, ainsi que les jours suivants. A cet effet, de petites incisions étaient pratiquées alternativement à l'épigastre et dans le dos. Une fièvre intermittente se déclare ; le sulfate de quinine est administré ; on continue l'usage des antispasmodiques.

Lucie est toujours fort agitée ; elle éprouve des douleurs insupportables dans tout le corps, demande instamment *qu'on lui fende le ventre, qu'on lui ouvre largement l'estomac pour trouver le nid*. Un jour, elle quitte son lit furtivement, s'échappe en chemise de l'infirmerie, me poursuit jusqu'à la porte de sortie, et me supplie de recommencer l'opération. Dans la même journée, pendant les vêpres, elle parvient à tromper la surveillance la plus active, se jette par une fenêtre qui n'était pas encore grillée : après une chute de 2 mètres de haut sur le sable, elle n'eut heureusement que de légères contusions. Une autre fois elle fut surprise, pendant la nuit, à faire des tentatives de strangulations avec un mouchoir, au pied de son lit. Il fallait pourtant en finir avec la méthode curative employée, car l'opération jusque là était loin d'avoir guéri la malade. Cependant les incisions pratiquées en avant et en arrière étaient nombreuses, et, à son compte, il n'y avait pas moins de 200 araignées sorties par les plaies. Après une longue séance, je lui annonce que définitivement, elle n'a plus rien dans l'estomac ; les jours suivants, les alternatives de calme et d'agitation me font successivement craindre et espérer; toutefois, je suis forcé d'avoir recours à deux nouvelles incisions, au cathétérisme œsophagien, ainsi qu'aux purgatifs, pour lui démontrer qu'elle est enfin débarrassée des insectes qui la faisaient si horriblement souffrir. Le 9 septembre, la malade attribuait encore à leur présence plusieurs phénomènes physiologiques, tels que mouvements d'élévation et d'abaissement du larynx, les battements des carotides, de l'aorte abdominale, etc; mais elle ne tarde pas à se laisser convaincre que tout cela se passe chez elle comme chez les autres personnes. Vers cette époque, il survient de la fièvre avec céphalalgie et bourdonnements d'oreille, mais le 18 septembre tous les symptômes ont disparu, et à dater de ce jour Lucie M... jouit du calme le plus parfait. Gaie, expansive, reconnaissante, elle nous prodigue mille remerciements pour les soins que nous lui avons donnés. Placée à la cuisine le 2 octobre, pendant sa convalescence, elle s'emploie avec attention aux divers travaux qui lui sont confiés.

Pensant à sa chère famille, elle n'avait plus que le désir de retourner au milieu des siens pour les aider de son travail, lorsqu'un étranger lui apprend maladroitement la mort de son mari. Toutefois, ce fâcheux événement ne dérange en rien ses facultés intellectuelles. Sensible et aimante, elle pleure et pleurera longtemps, dit-elle, cette perte d'un être auquel elle était attachée pour la vie; mais elle cherchera à s'en consoler avec ses enfants qui la chérissent, et qu'elle élève avec le plus grand dévouement.

Rappelée chez elle par quelques affaires d'intérêt, Louise M... sort le 25 octobre en état de guérison confirmée. Elle dut à la générosité de Messieurs les membres du Conseil d'administration de pouvoir satisfaire sans inquiétude, pendant quelque temps aux dépenses nécessitées par ses premiers besoins.

Ses arrangements de famille terminés, Lucie M... vint se fixer à Tours avec deux de ses enfants, ouvriers maçons. L'hiver fut extrêmement rigoureux, les travaux furent longtemps suspendus; malheureusement elle eut à souffrir du froid et de la faim. Or ces causes habituellement si délétères, jointes au chagrin de Lucie, déterminèrent une récidive. Les palpitations avaient reparu de nouveau, et offraient une grande intensité. Cette fois la malade ne fut pas traitée suivant sa croyance. Malgré les évacuations sanguines, les épices, les purgatifs et les bains, l'agitation et les idées de suicide se manifestèrent avec une extrême violence; dans ses accès de fureur, elle demandait un fusil, pour se faire sauter la tête. L'isolement, les affusions, les douches, les narcotiques et les réductifs sur le tube intestinal ont amené à la longue une convalescence depuis laquelle Louise M..., sans domicile, dénuée de ressources, éloignée de ses enfants, a continué à travailler dans l'établissement.

**Observation XIII.** — Rapportée par M. KÉRAVAL. *L'Encéphale*, n° 1, 1906, d'après W. OSSIPOW, *Obozrénié psichiatrii* X, 1905.

*Délire de possession par les reptiles.*

Il s'agit d'une femme de 32 ans, sachant lire et écrire, adonnée à la lecture des livres saints, auxquels elle croit aveuglément sans être en mesure de distinguer la valeur des textes, fanatiquement acquise aux croyances populaires, aux légendes des diables, intervenant sur les humains. Variété, intensité, continuité des hallucinations. Épaississement des parois de la carotide externe droite. Chez elle le délire de possession devient chronique.

**Observation XIV.** - *Id.*

Jeune homme de 26 ans, d'une bonne instruction primaire, ayant vécu dans un milieu cultivé, il est capable de critiquer les superstitions. Il est affecté d'une entérite catarrhale curable. Hallucinations passagères. Il guérit.

Ces deux malades ont eu le tænia qui fut expulsé; le délire de possession battit son plein après l'expulsion chez le jeune homme; il n'en guérit pas moins, tandis que la jeune femme resta possédée. Dans les deux cas, il existait des symptômes de psychonévrose hystérique.

**Observation XV.** — DAGONET, *Traité des maladies mentales.*

Nous avons observé, il y a quelques années, un malheureux atteint d'un délire religieux compliqué d'idées de suicide. Il nous suppliait chaque jour de lui ouvrir le ventre afin d'en faire sortir un serpent dont il croyait percevoir les mouvements et éprouver les cruelles morsures. A l'autopsie, on trouva chez cet homme deux ulcérations situées dans la grande cavité de l'estomac; l'une d'elles avait amené la perforation de cet organe et par suite la mort subite.

**Observation XVI,** en collaboration avec M. VALLET, interne à Ville-Évrard (inédite).

*Mélancolie aiguë. Idées de zoopathie interne.*

L...., mécanicien, âgé de 35 ans, est entré à l'Asile avec les certificats suivants :

Alcoolisme aigu. Hallucinations. Divagation. Mutisme. Insomnie. Tentative très récente de suicide. Arrêté au moment où il tentait de se précipiter du haut du pont de briques des Buttes-Chaumont. Voit des fantômes. S'entretient avec des personnages imaginaires (Legras, 1905).

Dégénérescence mentale. Hallucinations. Idées mélancoliques et de persécution. Découragement. Désespoir. Tentative de suicide. Léger tremblement des mains (Magnan 1905).

Lypémanie aiguë (Marandon de Montyel).

Amené à l'Asile le 13 mars 1906, L...., est en état d'agitation continuelle et pousse des cris répétés. Lorsque nous l'interrogeons il se calme et raconte son suicide. Il nous dit aussi qu'atteint de fièvre pendant son sommeil, on lui a introduit trois *serpents* dans la bouche avec de la farine. Ces reptiles ont d'abord mangé l'estomac et ont ensuite défoncé le poumon gauche. Cela mordait comme un rongeur, comme une anguille. L. n'a pas vu ces reptiles, mais il les a sentis. Or quelque chose (c'est peut-être le ciel) lui dit dans sa tête qu'il a des serpents dans le corps. Pendant trois mois çà le tordait à petit feu, puis les serpents sont descendus des poumons dans le ventre, entre chair et peau; ils sont passés dans la poche (le malade a été opéré à vingt-cinq ans d'une hernie congénitale étranglée et se plaint toujours dans son aine droite) et tournaient excessivement vite, puis ils sont remontés dans l'estomac et au larynx où ils mordaient en causant d'horribles souffrances. Actuellement ils doivent être morts. Avant les serpents, il y avait déjà dans son corps des chats, des chiens, des grenouilles, des couleuvres, des éléphants, des chevaux, « tous petits lilliputiens ». D'ailleurs, c'est quelque chose dans sa tête qui lui indique la raison de ses souffrances, mais ses yeux n'ont jamais rien vu. Ce sont les serpents qui font le plus de mal : « ils défoncent la fleur du poumon »; les chiens ne font pas de mal, les chats griffent, galoppent, les grenouilles aussi ne sont pas douloureuses. Maintenant son poumon est remplacé, ainsi que son cœur, il n'a plus d'animaux, mais de l'or et de l'argent dans le corps. Il est mort au moins deux cents fois, puis il est ressuscité, mais il ne peut plus mourir. D'ailleurs à Ville-Evrard, on vous change tout à la minute, on vous remet d'autres intestins à la minute quand ils sont crevés, mais pour lui, on refuse de le faire. On lui a dit que des grilles en argent lui avaient passé dans le corps. Il a un manche à balai dans la jambe gauche et un autre au niveau d'une cicatrice du cuir chevelu. Comment cela est-il rentré, il n'en sait rien. Cela a fait crac! On lui a mis sur la tête un béret qui sent « l'odeur du chien qui vient d'éclore ». Il va accoucher; son cerveau le lui a dit, il a même senti des contractions, mais il n'est rien sorti. L... s'étonne à ce sujet.

Enfin L...., qui a été vendu à la science en naissant, tient des propos incohérents sur le magnétisme et l'électricité. Il sait où il est, mais il ignore la date. Sommets pulmonaires tuberculeux. Aurait eu des accès de somnambulisme.

**Observation XVII** (inédite), en collaboration avec M. Vallet.

V..., sellier, âgé de 23 ans, arrive à l'Asile, avec les certificats suivants :

Débilité mentale. Accidents hystériformes. Agitation. Excentricité. Scènes désordonnées à son domicile. Déjà traité à Vaucluse. (Garnier 1902).

Débilité mentale. Excitation. Actes désordonnés. Insomnie. Idées confuses de persécution (Magnan).

Débilité mentale congénitale. Accidents hystériformes. Dit qu'il buvait un peu. A Vaucluse pendant deux ans. Hémianesthésie gauche (Marie).

V..., a seulement son certificat d'études.

Lorsqu'il était en apprentissage, tout le monde l'ennuyait ; dans la suite il a dû fuir toutes ses connaissances, on lui faisait des farces. V... a dit être guéri de ses idées de persécution. Mais depuis longtemps il lit des livres de médecine, car il avait mal à l'estomac. Or depuis six ans, il a un *ver* en lui.

« Ce doit être de naissance puisque je ne le sais que depuis six ans ». V..., n'a pas vu son ver, mais il sent quelque chose d'inexplicable dans son cerveau. C'est un ver, parce qu'on ne peut expliquer ses sensations que par cela. Tête lourde, malaise général, principalement dans la tête : « C'est fixe, ça ne remue pas ». Il n'a aucune idée de la forme du ver. Son parasite l'oblige à dire ce qu'il ne veut pas dire. V..., croit que c'est Dieu qui lui mit ce ver dans la tête. D'ailleurs ce fut pour lui un trait de lumière lorsqu'il lut une histoire sur le Ver rongeur de l'Ecriture dans le « Magasin pittoresque ». Il s'est dit alors que c'était là une coïncidence et qu'il avait bien un ver. Les ouvriers « tuent le ver avec de l'alcool ». V..., en conséquence a pris de l'alcool et s'est trouvé plus gai car son ver en était affaibli. V..., a bien pensé un moment être un Rédempteur, mais cette idée ne s'est pas fixée. Le ver est confiné dans le cerveau et reste solitaire, jamais d'autres animaux dans le corps. Si on radiographie le malade et si on lui prouve ainsi qu'il n'a pas de ver dans le cerveau, il se dira alors qu'il s'agissait d'un esprit, puisqu'on ne peut avoir aucune idée de sa forme. Au point de vue physique, son ver ne le préoccupe pas, mais au point de vue spirituel : ce ver est une figure de rhétorique; il faut le prendre au figuré, ce n'est pas un ver matériel car on pourrait l'extraire, c'est un ver spirituel, un esprit. « Je ne peux pas vous donner d'explication, ce n'est pas un animal, car il remuerait ». Ce ver lui cause comme si c'était lui-même qui causait : « Nous sommes deux personnes confondues, tantôt c'est l'une, tantôt c'est l'autre qui parle. Je ne peux plus prier Dieu pour le faire passer. Le cœur n'y est plus, ce serait un monologue ».

### Observation XVIII. — Esquirol, *Maladies mentales*. T. I, p. 207.

Mlle ....., âgée de 18 ans, jouissait d'une bonne santé, quoique encore mal réglée. Elle éprouve, à la suite des événements de 1815, une douleur fixe au sommet de la tête. Bientôt elle se persuade qu'elle a dans le crâne un *ver* qui dévore son cerveau. La vue du cuivre la fait presque défaillir, et ses parents sont obligés de faire enlever toutes les dorures des appartements. Elle ne consent à se promener qu'avec la plus grande répugnance, parce que la poussière soulevée par les promeneurs est chargée d'oxyde de cuivre. Rien ne peut la décider à toucher à un objet en cuivre, à un flambeau doré, ni à un robinet de fontaine.

Plusieurs mois de traitement ayant été infructueux, je fus appelé près de cette jeune personne. Elle était maigre, un peu décolorée, très irritable, elle se refusait quelquefois à manger, dormait mal et avait de la constipation ; elle parlait de ses répugnances, tantôt avec vivacité, tantôt avec colère, tantôt avec des larmes ; je m'efforçai de gagner la confiance de la jeune malade, je flattai d'abord ses idées et je lui donnai l'assurance que je détruirais le ver, cause de ses maux, si elle avait le courage de se laisser faire une opération peu douloureuse. J'avais si bien réussi à la persuader qu'après une de mes visites, pendant laquelle je lui avais parlé de guérisons obtenues par un moyen que je lui indiquai, sa tête se monta et mademoiselle se fit, avec un canif, une incision au cuir chevelu. A peine vit-elle son sang couler qu'elle se trouva mal. Je fus aussitôt prévenu ; je me rendis auprès de la malade, elle avait recouvré la connaissance et était très décidée à laisser faire l'opération dont je l'entretenais depuis quelque temps. Son courage soutint celui de ses parents qui consentirent à l'emploi du moyen que j'avais proposé. M. Bigot, médecin ordinaire de la famille, fit une incision cruciale, de plus de deux pouces d'étendue, sur le point douloureux ; on laissa couler le sang. Nous montrâmes à la malade un fragment de fibrine que nous assurâmes, M. Bigot et moi, le ver qui la faisait souffrir depuis si longtemps. Un séton fut établi au centre de l'incision et maintenu pendant trois mois ; la douleur fixe, les illusions et les craintes du *vert-de-gris*, disparurent après ce temps.

### Observation XIX. — *Id.*, *ibid*, p. 209.

Quelques années plus tard, pendant que je faisais, à la Salpétrière, mes leçons cliniques sur les maladies mentales, un cas semblable se présenta chez une femme de la campagne, entrée dans la division des aliénés. Cette femme se plaignait de douleurs fixes et très aiguës au sommet de la tête; douleurs qu'elle attribuait à la présence d'un animal; ce qui l'avait jetée dans la typémanie avec penchant au suicide. Je pratiquai une incision cruciale, sur le point douloureux; j'eus soin de montrer à la malade un fragment de lombric de terre, lui assurant que c'était la cause de ses maux. Après l'opération cette femme montra à ses compagnes l'animal dont on l'avait délivrée, exprimant sa joie d'être guérie. Mais trente-six heures après, les compagnes de cette malheureuse se moquèrent d'elle, lui disant que je m'étais joué de sa crédulité : elle arracha aussitôt le cautère qui avait été établi; les douleurs anciennes se réveillèrent et avec elles les illusions.

**Observation XX.** — Auzouy, *Ann. méd. psych.*, 3e S., T. V, 1859, p. 557.

*Délire des grandeurs consécutif à une ancienne mélancolie. Idées de perfection* (par le Dr Auzouy, méd. de l'Asile d'aliénés de Maréville).

A. Marm..., âgé de 33 ans, était, en 1853, sergent-major dans une garnison du nord-est, lorsqu'une cause morale vint ajouter l'élément mélancolique à la prédisposition héréditaire qui l'entraînait vers la folie. A. M... dont la mère est morte à l'asile d'aliénés d'Albi, eut un enfant illégitime. Cet enfant fut tué par sa mère, et celle-ci fut condamnée aux travaux forcés à perpétuité. Un événement aussi tragique retentit d'une manière pénible dans la sphère de la sensibilité morale du jeune militaire. Désirant la mort, sans oser se la donner, il écrivit au commandant de place de le faire fusiller. Il fut alors amené à Maréville, où un traitement prolongé, un régime tonique et réparateur, ont entièrement modifié le cours de ses idées, et quoiqu'il délire toujours, ses aberrations ont changé de caractère.

A. M... est devenu causeur et expansif; il fait dans nos bureaux un travail d'expéditionnaire, et ces attributions, cependant si modestes, n'ont pas peu contribué à grandir la haute opinion qu'il a de son mérite et de ses talents universels. Il se dit administrateur de Maréville; il repousse avec indignation la qualification d'aliéné, et prétend qu'il est le seul soutien de 1250 aliénés, etc., etc. Dans son fatras de paroles oiseuses et incohérentes domine toujours la prétention à une supériorité, à une perfection à laquelle nul autre ne saurait atteindre. Alors qu'il a besoin de la protection de tous, il offre la sienne.

Notre malade est loin d'être exempt d'hallucination; il est fortement convaincu qu'il a dans le corps un *lézard* dont il ne redoute plus les atteintes depuis qu'il est parvenu à l'annihiler par un traitement spécial et notamment par l'électricité. Voici la pièce curieuse dans laquelle il expose ses idées sur le saurien en question.

Direction de Maréville.

« Monsieur le Directeur des forêts,

« J'ai l'honneur de vous informer que le sieur Dub..., garde forestier peut-être placé sous votre commandement direct ou indirect, est atteint de manies très dangereuses pour ses supérieurs surtout. Le but de ma présente est basé sur une plainte que j'ai à faire sur son compte personnel; ex-fourrier d'ouvriers d'administration (5e Cie), en garnison à Marsal en 1853, il eut l'idée très mauvaise par la voie secrète du mauvais catholicisme, de me mettre, alors son sergent-major, *un petit lézard gris* dans la fourniture de literie; ce petit animal s'introduisit la nuit, pendant mon sommeil, dans mon individu par les voies inférieures, et ce n'est qu'après un traitement énergique de quatre années environ que j'ai pu le réduire à zéro. »

Etc., etc.

Sous l'action de l'électricité *momentanément* s'écroule l'échafaudage de ses conceptions délirantes. Quant au lézard, tout en persistant à croire à son introduction subreptice dans son corps, il affirme n'en être plus incommodé et il le juge détruit par l'élec tricité et les moyens qu'il a lui-même employés.

**Observation XXI.** — Cazeneuve. La cellule sympathique normale et ses altérations dans la paralysie générale (Obs. XI), Th. de Bordeaux, 1904.

*Paralysie générale avec idées délirantes de négation et symptômes d'excitation du plexus solaire*

F. L. 43 ans, ouvrier mécanicien, entre le 28 août 1903 dans le service de M. Régis.

Il a contracté la syphilis à 23 ans et présente actuellement les symptômes psychiques et physiques de la démence paralytique. Ils ont débuté vers le mois d'octobre. On observe chez lui les signes suivants : troubles de l'intelligence, de la mémoire, embarras de la parole, tremblement labio-lingual, réflexes pupillaires paresseux, réflexes plantaires exagérés, sensibilité testiculaire abolie. Il présente, en outre, *des troubles viscéraux* très accusés, coexistant avec *des idées de négation*.

Il éprouve une douleur en demi-cercle au niveau de l'estomac ; et des douleurs vagues, sans localisations précises dans tout l'abdomen. L'estomac est très dilaté, douloureux à la pression, point épigastrique très sensible. Le moindre frottement provoque au niveau de l'abdomen de vives douleurs ; les réflexes abdominaux sont très vifs et produisent des grimaces qui expriment la souffrance. La pression profonde calme au contraire le malade, et est employée fréquemment par lui pour diminuer les douleurs. Constipation persistante opiniâtre.

Sur ces troubles viscéraux se greffent des idées délirantes de négation : « Il est ventriloque ; il a dans son ventre tantôt un orgue, tantôt un violon qui jouent certains chants particuliers au moment de ses coliques. » *Un rat* a pénétré dans son ventre, a mangé et pourri ses intestins. Quelquefois le malade se plaint de ne plus pouvoir manger « il est bouché ». Il garde plusieurs heures durant des aliments dans sa bouche parce que « son gosier est bouché » — Un tramway a électrisé ses intestins qui sont brûlés !... son estomac est dans son bras droit... il n'a plus rien... il est mort vivant... les personnes qui l'entourent sont mortes aussi... on lui a coupé la tête, et on l'a mise dans son ventre... » Malgré ces troubles viscéraux, le malade mange énormément et gloutonnement.

Le 18 juillet. — Les symptômes douloureux abdominaux ont disparu ; mais la démence paralytique est plus profonde. Gâtisme permanent. Il est envoyé à Cadillac.

## Observation XXII. — (Obs. XV de Krafft-Ebing.)

*Mélancolie démonomaniaque.*

Rausch, 42 ans, garçon de ferme, célibataire, reçu le 5 février 1881, est né d'un père ivrogne, mort aliéné. Un frère est idiot. Le malade, autrefois bien portant, avait beaucoup de peine à maintenir sa ferme, endettée ; il la perdit en 1879 et fut obligé d'aller en condition ; il en conçut un profond chagrin ; il fut obligé de travailler durement, devint faible, sans appétit, triste, mélancolique, déprimé (août 1880). L'angoisse précordiale apparait. Le poids de ses péchés lui pèse lourdement, il essaye de se soulager par la prière et la confession. Il n'y réussit point. Il s'accusait de s'être confessé et d'avoir reçu la communion alors qu'il en était indigne. En janvier 1881, il s'aperçut que Dieu l'avait abandonné et que le Diable lui avait jeté un sort parce qu'il avait commis de graves péchés. Il sentait alors le diable lui monter à la gorge (boule), devint désespéré et eut des idées de suicide. Lorsqu'il fut reçu à l'asile, on constata chez lui un catarrhe gastrique chronique, de l'emphysème, une nutrition très abaissée. — Il sent l'oppression de ses péchés, demande un prêtre, projette de se couper la gorge parce qu'il sent le diable dedans.

La confession suivante, datée du 22 février 1881, caractérise son état mental dans les premiers temps de son entrée à l'asile: « Mon âme a été trop chargée de péchés de sorte qu'en sentant ma conscience, je suis devenu incertain et pusillanime ; j'ai pensé en moi-même que le bon Dieu ne me pardonnerait jamais; cependant j'aimais à aller encore à confesse, mais je n'y étais jamais suffisamment préparé, ou je ne confessais pas sincèrement tout ce que j'avais à dire, ou je n'éprouvais aucun repentir de ce dont je m'accusais. Ainsi Dieu m'a éprouvé par la peur et par l'angoisse cardiaque pour me châtier de mes mauvaises confessions et communions mauvaises. C'est aussi pour cette même raison que Satan se trouve dans ma poitrine, car il y avait toujours de l'inquiétude dans mon cœur. Beaucoup d'idées me tourmentent la tête et dans mon cœur il n'y a point de repos. Ces pensées graves me rendent tout à fait fou. Je désire un prêtre pour m'aider au salut de mon âme, car je crains que plus tard tout cela s'aggrave. J'ai été un homme bien méchant et bien malin. Que la bonté et la miséricorde de Dieu soient encore une fois sur moi et sur nous tous ensemble. »

Avec le traitement opiacé, les bains, la bonne nourriture et le vin, l'angoisse précordiale s'atténue bientôt. Le malade devient plus calme, passe des nuits à peu près supportables, se déclare malade au moral, compte sur la miséricorde divine et sur sa guérison, et ne manifeste plus d'idées démonomaniaques.

Au commencement du mois d'avril, le malade voit s'exacerber de nouveau les symptômes d'angoisse précordiale, de boule et les sensations paralytiques dans la poitrine. Il est maintenant tout à fait en la possession du diable qui l'étrangle à la gorge (boule), le tiraille dans tous les sens (paralysie), travaille d'une manière terrible dans sa poitrine et lui oppresse le cœur (oppression précordiale). Il est souvent désespéré, et s'attend d'un moment à l'autre à ce que le Malin l'enlève et l'emporte en enfer. Souvent et surtout à l'apogée de son oppression anxieuse, il éprouve l'impulsion à maudire et à blasphémer Dieu.

En accentuant le traitement opiacé, qu'on cesse peut-être trop tôt, on ramène le tableau clinique de la démonomanie à celui de la mélancolie religieuse, forme plus bénigne.

Il s'est confessé, a communié en état d'indignité, car il n'en a éprouvé aucun soulagement (anesthésie psychique) ; par là il a commis un vol à la divinité, il ne peut plus compter sur le salut de son âme, sa conscience lui pèse lourdement (anxiété précordiale). S'il pouvait seulement purifier sa conscience ! Les sensations paralytiques dans la gorge et dans la poitrine, autrefois interprétées dans un sens démonomaniaque ne lui semblent plus que le *ver rongeur* du remords. Il prie qu'on lui ouvre avec un couteau la poitrine afin d'en retirer le *ver du remords*. La fin de l'année 1881 amène une amélioration de l'état physique, un heureux revirement dans le tableau de la maladie. Les sensations et avec elles les illusions qui s'y rattachent disparaissent ; de même l'anesthésie psychique et l'angoisse précordiale. Le malade se met à travailler, essaie de faire sa prière et se sent soulagé. Après une période de nostalgie douloureuse, la psychose se termine par la guérison ; et, au milieu de juillet 1882, le malade complètement guéri peut être renvoyé de l'asile.

**Observation XXIII.** — Dr Angiolella, *Il manicomio moderno* 1896.

Il s'agit d'une femme de 39 ans, sans antécédents personnels avérés, mais probablement syphilitique, issue d'une mère morte d'hémorragie cérébrale. Mariée à 23 ans, à un homme dont elle était depuis longtemps la maitresse, elle a témoigné d'appétits sexuels désordonnés, de sorte que les absences de son mari, trop fréquemment en prison, lui étaient pénibles au point de déterminer chez elle, à certaines époques, des convulsions et d'autres phénomènes nerveux, attribués par les médecins traitants à une abstinence conjugale trop soutenue. Le besoin de la copulation se montrait si vif, qu'elle dut éloigner son fils, âgé de 13 ans, dont le contact la surexcitait. Elle alla par la suite habiter seule une maison isolée au bord de la mer. Là, les troubles nerveux s'accentuant, elle eut des hallucinations de la vue, et se crut tentée du diable qui, pour la punir de s'être refusée à sa lubricité, se mit à lui ronger l'utérus et le cœur. Elle finit par penser que ces deux organes avaient totalement disparu, et qu'il ne lui restait que peu de jours à vivre. *Des animaux de toute espèce entraient et se mouvaient dans son corps* aussi bien que les démons qui lui criaient « Tu n'as pas voulu être la femme de l'un de nous, tu mourras ! ». Ces maudits qui, chose singulière pour elle, s'exprimaient avec sa propre langue, lui parlaient en tous lieux, jusque devant l'autel durant la communion, et même dans le train la conduisant à l'asile.

**Observation XXIV**. ROUBINOVITCH. *Ann. méd., psych.* 7e S. T. XX. 1891

*Alcoolisme et délire de persécution avec auto-accusation*

Il s'agit cette fois, d'une nommée P..., âgée de 47 ans, concierge, entrée le 21 déc. 1893 à la clinique de l'asile Sainte-Anne, dans le service de mon excellent maître, M. le Pr Joffroy. L'extérieur de cette malade est bien remarquable. Imaginez un être humain dont les yeux, le nez, la bouche, les oreilles, toutes les muqueuses et toute la peau seraient soumis à des excitations pénibles continuelles : vous le verrez cherchant à éloigner de ces différentes régions la cause de sa souffrance : il clignotera des yeux, il toussera, il crachera, il se mouchera sans cesse, il se bouchera les oreilles, remuera sans discontinuer ; eh bien, tel est l'habitus extérieur de cette malade chez laquelle nous notons entre autres phénomènes, un ptyalisme excessivement intense, puisqu'elle mouille jusqu'à cinq, six mouchoirs par jour et cela depuis fort longtemps. Son interrogatoire est très laborieux, elle est réticente et, par moments, complètement muette.

Voici en peu de mots son histoire d'après les renseignements fournis par des parents et aussi d'après le récit que nous avons pu lui arracher.

Elle n'a présenté aucun trouble psychique jusqu'en 1885. En qualité de concierge, elle prenait de temps à autre de petits verres de rhum. En 1885, elle perd son mari, et comme dans le cas précédent, pour noyer son chagrin, elle boit davantage et plus régulièrement du vermouth, du madère, du vin blanc. Elle a bientôt des gastralgies et des céphalalgies matinales. En 1888, elle devient la maîtresse d'un des employés d'un locataire. Les excès alcooliques redoublent : effets de la joie. En 1890, son amant la quitte. Son chagrin est très vif, nouvelle recrudescence de ses excès. Elle devient triste, s'enferme souvent dans sa loge. Puis, un jour, elle détourne une lettre destinée au locataire qui employait son amant, sous l'influence de cette idée dominante, que le locataire en question avait appris ses relations et qu'il la faisait suivre par la police.

En février 1891, elle a eu en pleine nuit, un accès de délire avec hallucinations visuelles terrifiantes, elle appelait au secours, à l'assassin. En mars 1891, nouvel accès nocturne, à la suite duquel elle est conduite à l'Infirmerie du dépôt, où le Dr Legras rédige le certificat suivant : « Délire mélancolique d'origine probablement alcoolique. Hallucinations de la vue ; réticence. Insomnie, cris à l'assassin. Refus de nourriture, apathie. Indifférence. Idées de persécution, tremblement des mains et de la langue ». Deux jours après, elle est examinée par M. Magnan, et un nouveau certificat est ainsi conçu : « Délire alcoolique avec hallucinations, peurs, craintes, frayeurs, excitation, tremblement des mains ». Je n'insiste pas sur les périgrinations ultérieures de la malade. Disons seulement qu'elle a quitté l'Asile de Vaucluse en août 1892, nullement guérie, et dans l'état où nous la voyons aujourd'hui. Le 21 déc. dernier, elle se présente à la consultation externe de la clinique Sainte-Anne. Là, elle est examinée par M. le Pr Joffroy, qui l'engage à entrer dans son service.

Actuellement son état peut se résumer de la façon suivante : « On lui jette, dit-elle, dans tous les orifices, bouche, narines, oreilles, des imbécilités qui ont un goût de martyr, de traître » ; elle entend des discussions interminables dans l'intérieur de sa tête et en dehors d'elle ; les hallucinations auditives sont chez elle de caractère différent pour chaque oreille : à l'oreille droite on lui dit des choses désagréables, à l'oreille gauche on lui dit des paroles de consolation et de défense. On lui dit notamment à l'oreille gauche, qu'elle doit faire de la politique et que Carnot lui-même la défendra contre les traîtres. On la tourmente aussi en lui faisant passer devant les yeux des têtes de mort ou des membres de morts; on lui fait passer sous le nez, des odeurs de soufre, et les aliments qu'elle mange ont goût de pourriture. On lui *cerne* la gorge et la bouche. Il y a des *serpents qui remplissent sa tête, qui voyagent dans son corps, qui irritent ses organes génitaux, qui lui ôtent la pensée et l'empêchent de parler.* Ce sont certains « Duf... » qui la torturent de la sorte, parce qu'étant en 1888, concierge rue d'Assas, elle a eu pour amant, l'employé de ces Duf... Ces derniers ont mis la justice au courant de sa mauvaise conduite et depuis 1890, des individus de la police l'espionnent, la regardent, pendant que les Duf... se livrent sur elle à toutes sortes de tortures. Nous croyons que toutes ces idées de persécution partent de cette première conception que les Duf... l'ont dénoncée à la police pour sa mauvaise conduite; les conceptions délirantes ne sont pas, il est vrai, réunies en vertu d'une logique bien serrée, elles arrivent un peu au hasard, mais n'oublions pas qu'elles sont sous la dépendance d'hallucinations multiples, variées, d'origine alcoolique et qu'en outre l'alcoolisme a déterminé chez elle un léger affaiblissement intellectuel en particulier pour la mémoire; aussi elle ne se rappelle pas son âge et répond en hésitant 47 ou 49 ans. Elle ne sait ni la date de sa naissance, ni le quantième du mois. La parole n'est pas modifiée, l'écriture est celle d'une femme illettrée, elle est en outre légèrement tremblante, ce qui tient à de petites oscillations de ses mains. La sensibilité cutanée est égale des deux côtés. Il n'existe pas de rétrécissement du champ visuel. Pas d'anesthésie des conjonctives, ni de l'épiglotte. Les pupilles moyennement dilatées sont égales, et les deux reflexes (lumineux et accomodateur) sont conservés. Les artères radiales et temporales sont dures et sinueuses.

Pas de souffle au cœur, qui ne présente pas d'arythmie. Aucun signe de dégénérescence physique. Dans les antécédents héréditaires, on trouve une sœur qui a eu la chorée à 3 ans et à 16 ans. Nous avons vu que dans ses antécédents personnels, on ne relève aucun signe de dégénérescence.

**Observation XXV.** — A. Paré, *Œuvres* (Edition Malgaigne) 1841, T. I, p. 100.

*Exemples des maladies faites par imaginations fantastiques.*

Un autre disoit qu'il avoit des grenouilles dans le ventre, et estoit impossible de luy pouvoir oster ceste opinion. Enfin il y eut vn medecin qui luy promit luy faire ietter, par le moyen d'un clystère, lesdites grenouilles hors de son ventre. Ayant pris le clystère, ainsi qu'il le rendoit, par derriere de sa chaise percée il fist couler cinq ou six petites grenouilles, lesquelles n'ayant accoustumé vivre en tels marets, commencerent à sautiller par la place. Le malade par opinion fut bien ioyeux de voir lesdites grenouilles, et perdit ceste folle fantaisie.

**Observation XXVI.** — *Ann. méd. psych.* 7e éd. T. IX p. 290.

Note sur un cas intéressant d'affections abdominales par le Dr S. A Campbell (*Journal of mental Science*, juillet 1886.)

La 3e aliénée avait des hallucinations du goût et de l'odorat. Elle sentait et percevait la saveur du sang. Elle présentait notamment une conception délirante caractéristique. Elle croyait avoir des rats dans l'estomac et se plaignait de leurs morsures. Ce n'est que peu de jours après sa mort qu'on découvrit par la palpation une tumeur à la région épigastrique. Elle avait en effet un squirrhe du pylore.

**Observation XXVII.** *Ann. méd. psych.* 7e S. T. 15.
Communication de M. Bauer, médecin de la marine.

*Sur un délire névropathique avec dédoublement de la personnalité observé au Japon, le Kitsûne tsûki, ou possession par les renards.*

On observe au Japon une curieuse affection mentale accompagnée d'hallucinations intenses et de dédoublement de la personnalité. Elle est connue sous le nom de kitsûne-tsûki « possession par les renards », frappe surtout les femmes et les jeunes filles, principalement celles des basses classes de la Société japonaise.

Il faut dire d'abord, pour l'intelligence de ce qui va suivre, qu'au Japon les renards (kitsûne), les blaireaux (tanûki) et les chats (neko), mais surtout les premiers, sont l'objet d'une crainte superstitieuse de la part d'une grande partie de la population. La croyance populaire leur attribue le pouvoir de prendre la forme féminine pour jouer aux pauvres humains toutes sortes de tours pendables.

Les contes et les légendes brodés sur ce thème forment avec les histoires de revenants, le fonds de la littérature populaire japonaise.

Ces idées superstitieuses ont leur berceau en Chine d'où elles paraissent avoir pénétré au Japon vers le XIe siècle de notre ère. Elles y sont encore vivaces à la fin du XIXe siècle. Pas plus tard que l'année dernière on racontait couramment l'histoire d'un renard, tout à fait au courant des progrès de la civilisation moderne, qui avait pris l'apparence du chemin de fer de la ligne de Yokohama à Tokio, et s'amusait pour effrayer les mécaniciens à courir au-devant des trains; au moment où la collision allait se produire il s'évanouissait: une fois pourtant, il ne fut pas assez leste, mais, ô stupeur, il n'y eut aucun choc, et lorsque le train fut passé on ne trouva, sur les rails, que le cadavre mutilé d'un renard.

Non contents d'usurper la forme humaine, les renards choisissent parfois le corps d'une personne vivante pour en faire leur demeure. C'est ici que la superstition confine à la folie; la crédulité excessive des esprits faibles engendre les troubles psychiques : renards ou démons, c'est la même étiologie que pour les possédés du Moyen âge. Suivant l'opinion publique, c'est parfois par les orifices naturels, par le mamelon, mais le plus souvent par *l'extrémité sous-unguéale des phalangettes* que le renard pénètre dans le corps de l'individu qu'il a choisi. Une fois dans la place, il y vit de sa vie propre, complètement indépendant de son hôte.

Il en résulte un véritable dédoublement de la personnalité, une double conscience. Le possédé entend et comprend tout ce que dit et pense le renard. Parfois même, hôte et locataire se querellent violemment : le renard parle alors d'une voix étrange et tout-à-fait différente de la voix naturelle de la malade.

Les femmes presque seules et surtout celles de la basse classe, sont atteintes de ce délire; les conditions prédisposantes sont : une intelligence bornée; un esprit superstitieux; les affections délirantes et particulièrement la fièvre typhoïde. Une condition absolument nécessaire est la connaissance pour la malade de cas de possession et la croyance ferme à la possibilité de tels accidents.

Je résume ci-dessous, d'après le Dr Baelz, de l'Université impériale du Japon, une observation typique de kitsûne-tsûki.

« Je fus une fois appelé, dit cet auteur, près d'une jeune fille atteinte de *fièvre typhoïde*. Elle guérit. Mais pendant sa convalescence, elle entendit des femmes causer entre elles d'une autre femme qui avait un renard et qui ferait sans doute tout son possible pour le passer à quelqu'un d'autre et en être débarrassée. A ce moment même, elle éprouva une sensation étrange, le renard venait de prendre possession d'elle. Tous ses efforts pour s'en débarrasser furent inutiles. « Il vient! il vient! cria-t-elle ». Et alors, d'une voix étrange, sèche, fêlée, le renard de répondre par sa propre bouche et de railler son hôtesse infortunée.

« Cet état de choses dura trois semaines, au bout desquelles on se décida à aller chercher un prêtre bouddhiste de la secte de Nichiren. Il interpella violemment le renard, qui, toujours par la bouche de la jeune fille, répondit et conclut enfin : — « Je suis fatigué d'elle, je ne demande pas mieux que de m'en aller. Que me donnerez-vous pour cela »?

Le prêtre demanda ce qu'il voulait. Le renard demanda, toujours par la même voie, certains gâteaux et certains fruits, qui devaient être placés tel jour, à quatre heures de l'après-midi dans un lieu qu'il désigna. *La jeune fille avait conscience des paroles qu'elle prononçait, mais elle était incapable d'en dire d'autres.* Les objets indiqués furent portés à l'endroit désigné, et le renard quitta la jeune fille sans autres difficultés ».

### Observation XXVIII. — *Idem.*

Personnellement, j'ai pu observer un cas de kitsûne-tsûki, sur une *jeune accouchée* relevée depuis peu. Son enfant était mort quelques heures après sa naissance, tué affirmait-elle, par le renard. Essai rapide d'*hypnotisme et de suggestion : échec.*

### Observation XXIX. — Olivier, *Annales médico-chirurg. du Centre*, n° 3, 1906.

*Un cas d'obsession hallucinatoire à forme de perversion sexuelle (Bestialité).*

*A. H.* Mlle X..., appartient à une famille de *nerveux*. Son père et sa mère sont bien portants ; mais une tante maternelle est épileptique, et un grand oncle paternel serait, paraît-il, mort dans un asile. Elle est la dernière née de cinq enfants tous normaux, elle exceptée.

*A. P.* Mlle X..., âgée aujourd'hui de 28 ans, fermière, est une femme de taille moyenne, maigre, au teint peu coloré. Elle n'offre ni anomalie de structure, ni stigmate physique de dégénérescence. Les diverses fonctions s'accomplissent bien. Elle ne se plaint que d'une certaine tendance à la constipation.

Pas de trouble de la *sensibilité objective*. Nous ne relevons rien du côté des sens spéciaux, si ce n'est du rétrécissement du champ visuel en haut et en dehors pour chacun des yeux.

*Motricité normale*. Réflexes intacts sauf le pharyngien qui est aboli.

L'examen particulier des organes génitaux ne nous donne aucune indication intéressante. L'hymen est toutefois rompu et permet l'accès facile du vagin au doigt ou au spéculum.

*Intelligente* Mlle X..., a appris avec quelque aisance. Elle a reçu une instruction primaire, et par la suite elle s'est adonnée avec plaisir à la lecture, ce qui lui a permis d'acquérir une supériorité marquée sur ses frères et sœurs.

*De caractère timide*, réservé, elle a toujours aimé vivre isolée, chez elle, loin de la compagnie des jeunes gens et des jeunes filles de son âge. Elle s'est abstenue de prendre part a leurs ébats et de fréquenter les bals. Jamais elle n'a entretenu la moindre amourette, ni fourni le plus léger prétexte à des privautés quelconques. Un jour cependant, dit-elle, un individu se serait permis à son égard des gestes provocants et cela à son corps défendant.

Mais si elle est peu expansive, en revanche elle est d'une nature très émotive et réagit parfois plus vivement à certaines impressions qui se prolongent en elle. Elle raconte que très jeune, elle a été initiée aux mystères des sexes dans des circonstances qui ont laissé en elle un souvenir vivace. A plusieurs reprises en effet, dans sa propre maison, elle eut l'occasion de voir des vaches saillies par des taureaux.

Mais un autre événement plus brutal vint préciser encore dans son esprit la nature des rapports sexuels. Elle avait huit ans environ, assure-t-elle, lorsque son frère, son aîné de quatre ans, se livra un jour sur elle à des tentatives de coït. Il lui en coûte de faire cet aveu qu'elle nous confie après bien des hésitations; et elle ajoute aussitôt pour se laver de tout soupçon possible, que jamais elle n'a eu de relations sexuelles avec des hommes, voire même avec des animaux. Elle ne s'est permis qu'une seule fois des pratiques solitaires — il y a quatre ou cinq ans — après la lecture d'un livre, prêté par une voisine, où il n'était question que « de matrice, de vulve, de vagin et verge ». Et d'ailleurs ajoute-t-elle, elle n'a pas éprouvé le moindre plaisir.

Elle reconnaît cependant, s'être éprise vers l'âge de 14 à 15 ans, d'une grande affection pour le chien d'une voisine qui lui témoignait en retour une fidélité sans borne. Il l'accompagnait toujours, dans ses promenades, et elle le récompensait en l'entourant de soins multiples, sans qu'une pensée perverse ait présidé à aucun moment ses assiduités.

Elle se reproche toutefois, honteuse et confuse, d'avoir cédé un jour à une impulsion irrésistible qui la poussa à saisir la verge du chien de ses propres mains. Mais rien de tout cela ne pouvait justifier à ses yeux, les insinuations méchantes de ses voisines qui interprétèrent faussement la nature de cette innocente amitié. Aussi éprouva-t-elle un très violent chagrin; et depuis lors elle ne peut se soustraire à l'idée douloureusement obsédante de rapprochements sexuels avec un animal.

Cette idée acquiert même parfois une telle intensité, elle l'envahit à ce point tout entière qu'elle finit par s'objectiver sous forme de paroxysmes hallucinatoires.

« Elle *voit* alors, dit elle, en propres termes, *une verge de taureau*, raidie, rouge, longue comme un porteplume s'avancer vers elle, mais elle ne distingue que la verge seule et pas le taureau. En même temps une angoisse pénible s'empare d'elle; elle essaye de repousser cette image qui lui fait horreur. Toutefois ses résistances ne tardent pas à être vaincues, *elle est pénétrée profondément par cet organe qu'elle ressent parfois même jusque dans la bouche*. A ce moment aussi, sa matrice s'entr'ouvre, elle devient chaude; une sensation plus aiguë agréable et un sentiment de répulsion s'imposent à elle à la fois. Puis après s'être débattue quelques instants, le calme renait. Ces troubles se produisent surtout la nuit quand elle est au lit, plus rarement le jour quand elle vaque à ses occupations. Ils peuvent se renouveler quatre ou cinq fois dans les vingt-quatre heures. Il lui arrive encore, par moments, de se sentir fouettée dans le dos par la verge du taureau ».

Elle se rend très bien compte du caractère pathologique des préoccupations qui l'assaillent et elle est d'autant plus malheureuse de ne pouvoir s'y arracher. Elle considère son existence comme désormais brisée. Il y a quelques années elle avait songé à se marier, moins pour satisfaire à ses désirs génésiques que pour se conformer aux habitudes; car l'homme sexuellement ne l'attire pas. Mais devant la persistance de ses obsessions, elle a renoncé pour toujours à ce projet dans la crainte de devenir odieuse à celui qui serait son mari. En fait elle n'a jamais pratiqué le mal, mais elle s'accuse de l'avoir accompli en idée. Si elle ne craignait pas de faire de la peine à sa famille, si elle était courageuse, son devoir, dit elle, l'obligerait à se suicider. Cependant elle voudrait bien guérir, et elle se montre prête à suivre tous traitements capables de la soulager. Elle a déjà à Paris et ailleurs consulté plusieurs médecins; elle commence aujourd'hui à être découragée de l'inefficacité des soins qu'on lui a donnés, elle met en nous ses dernières espérances. Sous l'influence de l'isolement, d'occupations nouvelles, d'une vie régulière, grâce à la thérapeutique de l'enveloppement humide et des laxatifs huileux, l'état physique et mental de Mlle X..., a paru s'améliorer, et cédant à son désir pressant, on la laissait sortir au bout de cinq semaines. Mais cette amélioration était plus apparente que réelle, car le surlendemain de son départ, elle tentait de se suicider en absorbant un demi litre d'eau de vie. Elle regrette maintenant, paraît il, d'avoir eu recours à cette extrémité et se montre plus confiante en elle-même.

## CHAPITRE IV

# PARTICULARITÉS DES ZOOPATHIES INTERNES

Parmi ces observations, les unes concernent de véritables cas de possession, c'est-à-dire des états mentaux dans lesquels l'idée de possession est le fond même du tableau pathologique, englobant dans la même systématisation délirante tous les troubles moteurs, sensitifs et fonctionnels que peut présenter le malade. Les autres se rapportent à des délires où l'idée de possession n'apparaît que mêlée à un grand nombre d'autres idées pathologiques, où elle n'est qu'un élément accessoire, un épisode noyé le plus souvent au milieu de troubles psychiques d'un autre ordre.

Etudions les véritables délires de possession.

Constamment nous voyons en scène des débiles intellectuels. Et même dans les cas concernant de simples idées de possession entrant dans un complexus délirant, lorsqu'il s'agit d'une faiblesse intellectuelle acquise, il semble bien que les faits observés ne témoignent pas d'un niveau mental habituel bien élevé.

Bien plus, dans les dégénérescences acquises comme

la paralysie générale, l'idée de possession paraît pousser sur un terrain profondément raviné, elle est toujours l'indice d'une déchéance intellectuelle des plus accentuées.

Dans certaines circonstances peut-être, la croyance à la possibilité de la possession ne témoigne pas, croyons-nous, d'une extrême débilité. Il existe, en effet, des gens qui, pour n'être pas des scientifiques, sont considérés comme sensés et qui croient à la possibilité du développement dans l'estomac de vers avalés avec les fruits, avec la salade, par exemple ; bien plus, la vulgarisation scientifique, qui leur apprend l'existence d'infections organiques par les hydatides, la trichine, le tœnia, ne doit-elle pas être considérée comme une cause d'atténuation à l'absurdité primordiale de l'idée ?

Il peut être intéressant de rappeler à ce sujet l'observation d'Ossipow (Obs. XIV) concernant un cas de possession reptilienne où le délire battit son plein après l'expulsion d'un tœnia dont la présence avait été dûment constatée.

Souvent même la croyance absurde a pour point de départ apparent l'expulsion d'un parasite. D'ailleurs, la famille, l'entourage composé généralement de débiles eux-mêmes est loin d'opposer une résistance quelconque à ces déviations de l'intelligence et s'empresse de participer au délire, de l'enjoliver, de l'accroître.

Les « *délires à plusieurs* » ne sont pas rares, l'observation VI en fournit un bel exemple. Nous dirons même qu'ils constituent la règle ; les débiles étant généralement en rapport avec des gens de même qualité intellectuelle qu'eux-mêmes, imposent leur conviction à l'entourage émotionnable et jouent le rôle d'agents actifs du délire. La famille n'est pas toujours détrompée par l'internement du possédé et accuse le médecin de précipiter son malade dans la folie par le contact permanent des aliénés.

Cette inter-psychologie familiale est d'ailleurs la règle et se retrouve à propos de diverses maladies mentales.

A la campagne d'ailleurs, il est d'idée courante que l'on peut devenir possédé en buvant de l'eau des mares, des ruisseaux.

S'appliquer à ne pas avaler de bêtes est une préoccupation villageoise. Nos possédés-zoopathes sont toujours des gens de la campagne ou ayant vécu à la campagne et nous pénétrons ainsi en pleine psychologie agreste et médiévale.

C'est donc un point acquis que les délires de possession animale reconnaissent un fonds de débilité mentale généralement accentuée et se présentent chez un paysan, augmentant ainsi une préoccupation constante des campagnes.

Tout ce monde a conservé la mentalité du moyen-âge et représente les spécimens d'une humanité assez fruste.

Poursuivant l'examen des particularités de ces délires, nous constatons que bien souvent, on trouve une période d'incubation entre le fait révélateur de la zoopathie aux yeux du possédé et la perception des raisons qui motivent sa croyance. Ainsi V... (Obs. XVII), persécuté, perçoit depuis longtemps des sensations bizarres dans la tête ; une revue lui tombe sous les yeux, traitant du Ver rongeur de l'Ecriture Sainte ; plus de doute, c'est de ce ver qu'il s'agit; l'identification alors est brusque, elle se fait avec une absurde facilité. Il s'agit d'ailleurs d'un persécuté chez qui s'ébauchent des idées de grandeur.

La malade de M. Mirallié (Obs. IV) qui se croit possédée par un crocodile, a attendu fort longtemps avant de s'avouer sa possession. Il a fallu qu'arrivât le terme de sa fausse grossesse pour qu'elle sentît le besoin d'échafauder son raisonnement; ses sensations anormales ont persisté au delà du terme; c'est qu'elle recèle un crocodile dans son abdomen et c'est justement d'un crocodile qu'il s'agit, parce qu'elle s'est rappelé l'histoire d'une vieille femme qui accoucha autrefois d'un semblable saurien.

Ce n'est qu'à cinquante-trois ans que M^me G... (Obs. III) trouve l'explication de malaises qui l'inquiétèrent depuis son jeune âge.

La malade de l'obs. V ne s'est sentie possédée que dix ans après la cause apparente de son délire.

La malade de l'obs. XII a laissé aussi passer un temps appréciable entre ses malaises et l'apparition de son délire.

La même remarque s'applique à la malade de M. Angiolillo (Obs. XXIII).

Exception apparente pour la paysanne de Bonnet (Obs. VIII) qui, buvant un jour à une fontaine aperçut ou crut apercevoir une patte de grenouille appliquée à l'intérieur du tuyau, son délire prit corps au même instant. Encore faut-il nous demander si cette femme ne souffrait pas depuis longtemps de troubles qu'une hallucination systématisa spontanément.

Le mégalomane d'Auzouy (Obs. XX) fut longtemps n...

lancolique, il ressentit mille malaises avant d'édifier son délire de possession.

Le mélancolique de Krafft-Ebing (Obs. XXII), n'a systématisé ses sensations dans le sens de la possession, qu'environ six mois après son entrée à l'asile.

Résumons-nous : l'existence à peu près constante d'une période d'incubation du délire zoopathique semble acquise; les cas où la systématisation animale se fait d'emblée sont rares. Il existe donc une période pendant laquelle le malade se tâte, s'examine, s'analyse.

Dans bien des cas de véritable possession, on retrouve le signe révélateur au cerveau du possédé, une sorte de signal-symptôme qui donne à l'aliéné la brusque explication des troubles ressentis. Mme G. (Obs. III) a rendu des peaux, ce ne pouvaient être que des peaux de couleuvre.

Une fausse grossesse persistant au delà du terme normal était pour la malade de M. Mirallié une explication suffisante.

La malade de l'obs. XII se rappela tout à coup avoir bu à une fontaine dont la surface était parcourue par trois « *araignées* ».

Le malade a donc une sensation décisive ou bien recherche dans son passé la cause de ses sensations maladives et la trouve brusquement.

Une autre remarque à faire est que, dans les vrais délires de possession animale, le zoopathe ne voit pas la bête parasite.

Ces délires sont exempts d'hallucinations visuelles.

L. (Obs. XVI) n'a pas vu les reptiles qui habitent son

corps, on les a introduits dans sa bouche pendant son sommeil et « quelque chose le lui a dit dans sa tête ».

La malade de l'obs. IV n'a pas vu le crocodile dont elle est enceinte, il lui a été introduit par le coït.

Personne ne peut s'expliquer la présence d'un serpent dans le ventre de la malade de M. Lemaire (Obs. VI). Le paysan de Bechterew (Obs. IX) a senti un serpent se glisser dans sa gorge ; la paysanne de l'observation X a constaté qu'un serpent avait pénétré dans son estomac pendant son sommeil. Bien mieux, le troisième cas de Bechterew (Obs. XII) amène un paysan qui, toujours pendant son sommeil, sentit un serpent pénétrer dans sa gorge ; il se réveille tout épouvanté, cherche des yeux les motifs de cette sensation bizarre et découvre la queue du serpent qu'il ne peut d'ailleurs arrêter.

Y eut-il alors une illusion provoquée par un brin d'herbe ou par tout autre cause ? Toujours est-il que le trouble visuel ne s'accentua pas et disparut aussitôt.

Lucie M. (Obs. XII) a bien vu des *araignées* (?) à la surface d'une fontaine où elle buvait, mais cela plusieurs mois avant le début de son délire et il est bien possible qu'il y ait eu réellement des « *araignées d'eau* » à la surface de cette fontaine.

Le malade de Bonet (Obs. VII) craignait d'avoir avalé avec de l'eau de la semence de grenouille.

L'hallucination, si hallucination il y a, se montre encore avec son caractère d'imprécision dans l'observation déjà citée où une paysanne aperçoit, après avoir bu, une patte de grenouille à l'intérieur d'un tuyau dont l'eau coule continuellement.

Le mégalomane de l'observation XX écrit lui-même : « il eut l'idée de me mettre un petit lézard dans la fourniture de literie, ce petit animal s'introduisit la nuit, pendant mon sommeil, dans mon individu ».

Nous rechercherons maintenant quels sont les animaux que l'on rencontre dans les zoopathies internes et nous essaierons de nous rendre compte s'ils ont un mode de pénétration particulière, et dans quels organes ils siègent.

Peut-être trouverons-nous dans ces notions quelque ndication au sujet de la nature des hallucinations qui engendrent ces croyances.

Constatons, en premier lieu, que lorsque nous avons affaire à une simple idée délirante de possession animale survenue à titre épisodique dans un complexus morbide il n'est aucun animal qui n'ait droit de cité dans cette arche de Noé qu'est alors le corps humain.

Le lypémaniaque de notre observation XVI est bien un type de ces systématisations dévergondées, multiples, écrasantes d'absurdité, de sensations diverses dans des cerveaux en état démentiel.

Ce malade a perçu dans son corps des serpents, des chats, des chiens, des grenouilles, des couleuvres, des éléphants, des chevaux et le caractère explicatif de son expression « tous petits lilliputiens » est vraiment délicieux.

Nous sommes portés à conclure de ce cas et de beaucoup d'autres que la multiplicité variée des animaux, objets de la possession, est l'indice d'une déchéance intellectuelle des plus accentuées, de l'impossibilité pour le cerveau de coordonner dans un même système et malgré sa tendance primordiale, des sensations différentes, et qu'elle est la marque de la faiblesse de son pouvoir abstracteur et de la perte la plus absolue de tout sens critique.

Au contraire, dans ces délires, que l'on peut par leur spécialisation appeler délires de possession, l'unité de possession est la règle, la multiplicité l'exception. Les observations-type, telles que celles de MM. Dupré et Lévi, de M. Lemaire (Obs. III), nous montrent bien des sujets qui rapportent toutes leurs sensations à une même variété animale. Même remarque au sujet du cas de M. Mirallié, concernant la possession par un crocodile, des trois cas de Bechterew qui se rapportent chacun à un serpent, du cas de M. Charcellay (possession par des araignées), et en définitive au sujet de tous les cas où l'esprit n'est pas frappé de la déchéance la plus accentuée.

Pour compléter la nomenclature des animaux rencontrés dans ces délires, citons, les rats, les renards, les coqs, les oiseaux, les tænias, les salamandres, les mulets, les singes, sans oublier le Ver rongeur de l'Écriture. Cette dernière conception, des plus intéressantes, témoigne chez un débile de l'impossibilité où il est de dégager le symbole de son expression verbale.

Nous avons rencontré deux fois cette conception (Obs. XVII) et (Obs. XXII), de Krafft-Ebing. Dans les deux cas il s'agissait de mélancoliques à débilité mentale notoire, à préoccupations mystiques. M. Séglas, de son côté, en cite trois cas (1). Mais il est curieux de noter la marche contraire des deux conceptions : le malade de

(1) SÉGLAS. *Leçons cliniques sur les maladies mentales.*

Krafft-Ebing, plein d'idées de culpabilité et possédé démoniaque, s'est confessé en état d'indignité, il a donc volé le ciel; les remords l'atteignent et ses sensations persistant, cette préoccupation du remords remplit le champ de sa conscience. Les sensations animales sont si précises qu'il ne peut s'agir pour lui que d'un animal : le ver du remords, mélange tragique de réalité concrète et de mysticisme. Evolution en sens différent chez notre malade observé avec M. Vallet : ce n'est plus un ver mystique qui prend corps, c'est un ver qui se dépouille de sa réalité concrète pour revêtir une réalité de symbole perceptible à la sensation. Ce malade avait depuis longtemps un ver dans la tête lorsqu'une lecture lui révéla qu'il s'agissait du Ver de l'Écriture sainte. A certains moments d'ailleurs, il n'est pas très fixé sur la nature réelle ou spirituelle de son parasite : il varie suivant ses lectures et les tendances plus ou moins mystiques de son esprit. Cependant l'idée d'indignité commence à se montrer et V... ne peut plus prier pour faire disparaître son ver, car, dit-il, « le cœur n'y est plus, ce serait un monologue. »

Le symbole du ver rongeur par son caractère d'explication supérieure devait évidemment séduire les débiles mystiques.

A rapprocher de ces cas où le malade jongle avec l'homonymie des mots le cas rapporté par Esquirol (Ob. XVIII), concernant une jeune fille de dix-huit ans, qui percevait aussi un ver dans sa tête mais qui était atteinte en même temps de la phobie du vert-de-gris.

Nous constaterons, dès maintenant, que les reptiles sont les animaux le plus souvent représentés et particulièrement les serpents, les couleuvres, et aussi les bêtes aquatiques et nous chercherons les motifs de cette fréquence lorsque nous étudierons les causes des délires zoopathiques.

Une question se pose maintenant. Par où pénètrent ces animaux ?

Là encore nous sommes en présence d'explications plus ou moins absurdes, mais il nous est bien difficile de dire si les explications les moins absurdes proviennent des cerveaux les moins malades.

Nous avons noté précédemment que la généralité de nos possédés n'avaient jamais vu d'animal pénétrer dans leur corps, que pour beaucoup l'introduction s'était effectuée pendant le sommeil. En fait la plupart de nos aliénés se trouvent en présence d'un fait qu'ils n'éprouvent pas le besoin d'expliquer, ou bien l'explication la plus absurde contente ces cerveaux débiles.

Le vagin est une porte d'entrée singulière pour un crocodile (Obs. IV) ; il est vrai que l'animal avait pénétré par le coït et bien petit. Dans ce cas la notion d'entrée par le vagin qui ne tire pas son existence d'une sensation contemporaine du délire ou peut-être même d'aucune sensation a son origine dans les préoccupations d'ordre génital si fréquemment associées, comme nous le verrons, aux idées de possession, en général.

En fait il n'est pas d'orifice si petit par où le parasite ne puisse pénétrer : le mamelon, l'anus, l'urèthre, l'oreille, les narines servent de porte d'entrée. Cependant c'est la bouche qui est la route la plus fréquentée et ce fait trouve son explication non dans la possibilité très relative d'un pareil fait en ce qui concerne certains animaux tout au moins, mais peut-être dans la prédominance des sensations émanées du tube digestif dans la genèse de ces délires de possession zoopathique.

Si tels sont brièvement analysés les délires de zoopathie, il nous est facile maintenant de les comparer aux délires de possession démoniaque.

Le délire de possession zoopathique est dans ses grandes lignes exactement superposable au délire de possession démoniaque. C'est à la base, la même idée de pénétration corporelle, les mêmes sensations de toutes sortes faussement interprétées, la même réaction intellectuelle en présence de sensations anormales. Et pour préciser l'analogie, « l'action du diable sur l'existence, sur les principaux viscères de l'abdomen, comme l'indique Calmeil, s'annonce par des tourments profonds, par des sensations étranges, et telles que celles qui pourraient résulter, ce semble, du contact des *orbes d'un reptile*, de la continuité d'un piacement, d'une morsure interne, de l'application d'une griffe, d'un fer incandescent, d'une succession de déplacements ». Ne sont-ce pas là les sensations décrites à chaque instant par les zoopathes ?

D'ailleurs, nous n'irons pas jusqu'à dire que la possession zoopathique est née de la possession démoniaque, puisqu'il existe encore des cas rares, il est vrai, mais indeniables de possession démoniaque, mais nous croyons que la possession zoopathique est bien la forme moderne de la possession démoniaque d'observation si courante autrefois, et qui semble maintenant s'être réfugiée dans les asiles de certaines provinces les plus arriérées, telles que la Bretagne ou la Vendée. « Dans le milieu parisien, dit M. Séglas, il n'en est pas ainsi ; si peu instruit que soit le malade, son délire ne se traduit guère par des idées démoniaques. Si l'on peut en rechercher encore quelques cas, ils ne sont jamais très purs au point de vue de la formule précise de l'idée délirante ».

Quoi qu'il en soit, nos modernes possédés sont bien préparés, si l'on peut dire, à la possession zoopathique. En effet, la littérature de la sorcellerie renferme des cas innombrables dans lesquels le démon coexiste en un même corps avec différentes bêtes. Plus nombreux encore sont les cas où le démon a revêtu la forme animale. Ambroise Paré lui-même nous apprend que « *les démons se forment tout subit en ce qui leur plaist et souvent on les voist se transformer en beste comme serpens, crapaux, chats-huants, huppes, corbeaux, boucs, asnes, chiens, chats, loups, taureaux et autres, voire ils prennent des corps humains vifs ou morts, les manient, tourmentent et empeschent leurs œuvres naturelles... ils hurlent la nuit et font bruit comme s'ils estoient enchaînez* ».

Une malade d'Esquirol (4e observation de l'art «Démonomanie » du dict. des Sc. Médic. 1814) « est depuis un million d'années la femme du grand diable : elle s'entend avec lui, il couche avec elle et ne cesse de lui dire qu'il est le père de ses enfants ; elle a des douleurs utérines. Son corps est un grand sac fait de la peau du diable, et plein de *crapauds*, de *serpents* et d'autres bêtes immondes qui sont des diables.

Une autre malade (2e obs. d'Esquirol) a l'abdomen dur, volumineux, elle y porte toujours la main ; elle assure qu'elle a dans l'utérus le malin esprit sous la forme d'un serpent, qui ne la quitte ni nuit ni jour, quoiqu'elle n'ait point les organes de la génération faits comme les femmes ».

Une autre (5$^{e}$ obs. d'Esquirol) est dévorée par deux démons qui se sont établis dans ses deux hanches, et qui ressortent par ses oreilles. Les diables lui ont fait plusieurs marques sur le corps ; son cœur est tous les jours déplacé ; elle ne mourra jamais, quoique les diables lui disent d'aller se noyer. Elle a vu les deux diables qui la possèdent, l'un est jaune et blanc, l'autre est noir ; ce sont des *chats* ». Boguet dans son Discours des sorciers (1603-1610) rapporte le cas de la possédée démonolâtre, Rolande Duvernois, qui, exorcisée, confessa avoir vu le diable se présenter au sabbat sous la forme d'*un gros chat noir* que tous les assistants baisaient au derrière.

Boguet nous raconte sincèrement que l'un des démons sortit par la bouche en forme d'une *limace* toute noire ; un autre démon qui restait sous forme de *chat* rendit muette la possédée, trois jours entiers.

En 1609, Madeleine de Mandol, religieuse de Sainte-Ursule, à Aix, se reconnaît possédée par de nombreux démons. Tantôt elle sent le diable sous la forme d'un *crapaud*, qui la vient saisir au gosier ; tantôt elle l'entend dans son corps qui lui dit : si tu parles, je t'étrangle. Cette affaire se termina d'ailleurs par la condamnation du curé Gaufridi.

Notons encore le caractère répugnant des animaux du Sabbat qui sont justement ceux que nous retrouvons le plus fréquemment dans les cas de zoopathie interne.

C'est au Sabbat, nous dit l'inquisiteur Delancre (Tableau

de l'inconstance des mauvais anges, 1673) que les enfants sont bergers et gardent une bergerie de *crapauds* et que le diable préside l'assemblée sous la forme d'un *bouc* puant et barbu. C'est encore au Sabbat où l'on voit de grandes chaudières pleines de *crapauds*, de *vipères*, mélangés aux cœurs d'enfants non baptisés, aux chairs de pendus et autres charognes... Bien mieux, un témoin a vu le Sabbat présidé par le grand diable Maître Léonard qui en sa présence s'est transformé en *renard ;* le témoin a vu environ soixante sorciers qui dansaient, sans habits, dos à dos, traînant un grand *chat* attaché à la queue de leur chemise. Une autre a vu des sorciers écbrcher des *crapauds* à belles dents et les piler pour en faire du poison ; les grandes sorcières portent sur leur épaule gauche un démon qui a la forme d'un *crapaud* armé de deux cornes. Jeanne Bellot, âgée de vingt-quatre ans est allée au Sabbat et y a vu certains se promener en leur propre forme, d'autres transformés en *chiens*, en *chats*, *ânes*, *chevaux*, *pourceaux* et autres animaux.

Jeannette Abadie a vu des sorciers se rassembler dans le cimetière de Saint-Jean-de-Luz et procéder à un baptême de *crapauds*. Ces reptiles étaient habillés de velours noir ou de velours rouge ; ils avaient une sonnette au cou, une autre à la patte. En sa présence, un démon s'est métamorphosé en un *vermisseau* (1).

Delancre, à propos de l'épidémie du Labourd au XVII^e^ siècle, parle d'une jeune fille à l'œil louche et hagard marqué d'un caractère que l'on compare à une patte de *crapaud*, marque faite par une corne du diable. Enfin, pour

(1) Calmeil.

citer un cas plus récent, Dagonet rapporte l'observation d'un démonomaniaque dans le ventre duquel le démon avait élu domicile sous la forme d'un gros *serpent*. Ce malade qui présentait à l'autopsie trois vers lombrics de plus de vingt centimètres de long dans son estomac avait en outre deux ulcérations serpigineuses.

Par analogie lointaine avec la zoopathie interne pure, ces démons ne sont vus que très rarement avant d'entrer dans les corps; parfois on les a aperçus sous les apparences d'une vague fumée noire, mais ces cas eux-mêmes sont excessivement rares, même lorsqu'il s'agit de cas de possession hystérique ou des hallucinations visuelles pourraient exister.

Mais par où pénètrent ces démons: « ils s'insinuent dans l'organisme, nous apprend Calmeil, par les orifices naturels, au moment où l'on ouvre la bouche pour respirer, pour prendre les substances alimentaires, pour satisfaire aux autres besoins qui nous sont imposés par la nature. » Voilà encore un caractère qui rapproche la possession animale de la possession démoniaque. « Une personne sans défiance est séduite par des apparences trompeuses et avale un esprit malin en croyant mordre dans une laitue qui tente sa gourmandise. Une fille refuse de prendre un repas à la suite d'une contrariété insignifiante; importunée par les instances de ses proches, elle s'écrie : « Vous me contraignez à prendre ces aliments; si je les avale ce sera au nom du diable. » A peine ces paroles sont-elles prononcées, qu'elle croit sentir dans le morceau qui tombe à ses lèvres Belzébuth sous la forme d'une *mouche*; tout de suite l'on s'aperçoit à certains signes que cette fille ressentait les symptômes de la possession. Un exorciste fameux, croyant vexer un diable, lui dit ironiquement que s'il se décidait à sortir du corps qui lui servait d'asile, il pourrait trouver une place dans ses propres entrailles. Le soir même, ce prêtre fut pris de coliques affreuses, et accusa la présence du diable dans ses intestins. » Nous retrouvons donc encore ici ce caractère de possession instantanée que nous avions noté dans la possession zoopathique.

Où siègent les démons? C'est dans le ventre, l'utérus et quelquefois dans la tête qu'ils élisent leur domicile, et c'est encore là le siège le plus ordinaire des possessions zoopathiques.

La possession démoniaque se présente à plusieurs degrés, tantôt le démon possesseur ne cause qu'une gène légère, quelques malaises, quelques douleurs, tantôt il se rend insupportable par les tourments qu'il fait subir, ne laissant au possédé aucun moment de repos, tantôt il emprunte par instants l'intellectualité de son hôte et se sert de sa bouche pour s'exprimer.

Un des auteurs du « *Maillet des Sorcières* » rapporte le cas d'un prêtre à qui le diable faisait allonger la langue hors de la bouche; et comme on lui demandait s'il ne pouvait pas s'empêcher de le faire : cela est impossible répondait-il, il est le maître de tous mes membres, de tous mes organes; il faut que je parle et que je hurle quand il veut, et j'entends les paroles qu'il prononce avec ma langue. Or nous n'avons pas rencontré chez nos zoopathes de semblables hallucinations psycho-motrices verbales. D'autres fois le démon s'est substitué complètement à la personnalité du possédé qui est devenu le démon lui-même. Dans ce cas, il ne s'agit plus à proprement parler d'un délire de possession mais d'un délire de transformation corporelle.

Bien souvent le diable a pris la forme d'une bête et nous nous trouvons alors en présence des lycantropies si fréquentes au XVI$^e$ siècle et épidémiques dans le Jura. Or nos zoopathes ne présentent pas la possession à des degrés semblables, mais tantôt la présence d'un animal en leur corps ne produit que des troubles réactionnels peu appréciables, d'autre fois ce sont des souffrances atroces, angoissantes et continues.

Mais l'animal, à moins d'être démon, et alors on ne peut plus dire qu'il s'agit d'une zoopathie interne, ne se sert pas des organes ou des membres de son hôte pour manifester sa présence. Cependant l'obs. II nous présente un tabétique gêné dans sa marche par la bête qui le possède. Le chant du coq se serait fait entendre une fois chez un ventriloque involontaire (sur lequel nous n'avons pas d'autre renseignement). Mais des hallucinations auditives peuvent se produire chez l'aliéné qui entend des chats miauler ou japper de jeunes chiens.

Nous n'avons trouvé aucune observation concernant des cas où des animaux auraient substitué définitivement leur personnalité à celle de leur hôte ; il semble qu'un démon intermédiaire soit nécessaire pour aboutir à la transformation complète de la personnalité, à la lycantropie.

Nous avons cru trouver dans les cas de possession par le ver rongeur le trait d'union qui unit intimement les délires de possession démoniaque aux délires de possession zoopathique. En effet, quoi de plus typique que les délires tels que celui rapporté à l'observation XVII, dans lesquels le malade ignore tout d'abord s'il donne asile à un esprit ou à un animal, dans lesquels la croyance a une aussi grande difficulté à se préciser, où elle varie d'un jour à l'autre !

Certains démonomaniaques aperçoivent le diable dans leur corps. On lit en effet dans l'histoire de la possession par Llorente que des possédés apercevaient dans leur corps le diable qui s'y tenait caché sous diverses formes. Nous n'avons pas d'observation semblable touchant les zoopathes; ceux-ci ne voient pas l'animal qui les possède, mais ils sont habituellement très renseignés sur sa forme, sa nature; ainsi la malade de l'observation III dépeignait la forme et précisait les dimensions de la tête de la *couleuvre* qui l'habitait. En tout cas puisque certains aliénés prétendent voir ce qui se passe dans leur cerveau, dans leur corps, puisque les phénomènes d'autoscopie commencent seulement à être étudiés, il n'est pas impossible que des zoopathes puissent apercevoir des animaux dans leur propre intérieur.

La tendance au suicide est fréquente dans la démonomanie, tous les auteurs l'ont notée.

Les possédés du démon sont poussés à cette fin comme par une force irrésistible. Les moyens les plus étranges sont employés par eux pour atteindre leur but. Une démoniaque citée par Leuret dans ses fragments psychologiques sur la folie, fit deux tentatives de suicide : la première fois elle s'ouvrit avec une lame de fer la peau du sommetde la tête, puis tirant cette peau avec ses deux mains, elle la déchira depuis le front jusqu'à la nuque. Tandis que cette terrible blessure guérissait, la malade se procura une boucle, attendit que sa garde fût endormie, vint encore à bout de se détacher, porta les doigts dans sa plaie et l'ayant ouverte, elle se fit avec l'ardillon de sa boucle un trou qui pénétra presque dans le crâne. Un canal qui donne passage à une grande quantité de sang, canal que les anatomistes appellent sinus longitudinal inférieur, fut ouvert, il y eut une hémorragie abondante que l'on ne put arrêter assez tôt ni assez parfaitement, et qui fit périr la malade dans l'espace de quelques jours (1). A Loudun, la supérieure des Ursulines, Mme de Belfiel allait s'étrangler volontairement en présence de Laubardemont, au moyen d'une corde attachée à un arbre, sans l'intervention des autres religieuses. Dans la possession du monastère de Sainte-Elisabeth à Louviers, la sœur du Saint-Sacrement s'échappa des mains de ses gardiens pour courir se précipiter dans un puits (2). Nous ferons les mêmes réflexions au sujet des zoopathes qui tentent de se libérer par tous les moyens et qui devant le refus du chirurgien de les opérer peuvent se suicider ou se livrer aux mutilations les plus dangereuses, points que nous développerons plus amplement dans la suite.

Le possédé démonomaniaque est non seulement dangereux pour lui, mais encore pour son entourage. Quoique Brierre de Boismont soit d'avis que le démonopathe passe rarement à l'acte définitif, n'étant pas un véritable persé-

(1) Ritti.
(2) Calmeil.

cuté, la littérature médicale renferme des cas de possédés qui ont tourné leur vengeance contre les pseudo-sorciers, auteurs de leurs maux.

Nous montrerons plus loin le danger que présente le zoopathe pour lui-même, pour son entourage et pour son médecin.

L'association si fréquente de l'idée d'immortalité à l'idée de possession démoniaque dont nous avons vu de beaux exemples dans les observations d'Esquirol déjà mentionnées et dont Leuret, puis Petit (*Archives clin. des Mal. mentales*) ont rapporté plusieurs cas, ne se rencontre guère chez les vrais zoopathes mais seulement dans les cas de complexus délirants où l'idée de possession se trouve mêlée à d'autres idées. Notre observation XVI concernant un possédé mort au moins deux cents fois et incapable de mourir à nouveau en est un bon exemple. Ces réflexions s'appliquent également aux idées hypochondriaques en général, aux idées de négation, à toutes les idées d'énormité.

Nous en trouverons plus tard les motifs lorsque ayant étudié les troubles de la cœnesthésie, nous constaterons la communauté d'origine de ces diverses idées délirantes.

La fréquence des préoccupations d'ordre génital associées aux idées de possession démoniaque se retrouve à propos des idées de possession animale : la nymphomanie était le corollaire habituel de la possession diabolique et saint Bernard, rapporte Calmeil, exorcisa publiquement dans la cathédrale de Nantes une jeune femme à qui un esprit lascif imposait ses caresses jusque dans le lit conjugal. Suivant Esquirol « les femmes monomaniaques érotiques éprouvent tous les phénomènes de l'union des sexes ; elles se croient dans les bras d'un amant ou d'un ravisseur. Une femme démonomaniaque hystérique croyait que le diable, *des serpents*, *des animaux*, s'introduisaient dans son corps par les organes extérieurs de la reproduction. Les cancers, les ulcères de l'utérus ne sont pas rares chez ces malades (Traité des maladies mentales p. 213). L'observation de M. Mirallié (Obs. IV) concernant un véritable délire de zoopathie interne est un exemple de l'association des préoccupations d'ordre génital aux idées de possession animale : un crocodile était entré par le vagin et pendant le coït. D'ailleurs les cas de fausse-grossesse animale sont assez nombreux : « une vieille demoiselle assura à Calmeil que sa matrice contenait un germe de *mulet*, une autre malade crut pendant longtemps qu'elle accoucherait d'un fœtus de *singe* ou d'une portée de petits *chiens*, une autre crut pendant une grossesse sentir un gros *serpent* dans l'utérus et pendant neuf mois ne cessa pas une seconde d'être préoccupée de cette fausse sensation. Au moment du travail, cette femme éprouva un redoublement de frayeur, et il n'est pas d'effort qu'elle ne fit pour retenir son enfant dans son sein, répétant que c'était un *serpent* qui cherchait à sortir par les voies naturelles ». L'observation de M. Angiolillo (Obs. XXIII) nous présente une femme possédée par les démons et de nombreux *animaux* qui se mouvaient dans son ventre, elle provoquait son fils à éteindre ses désirs et le diable pour la punir, lui rongeait l'utérus. Les préoccupations d'ordre génital sont encore flagrantes dans l'observation XXIV de M. Roubinovitch : des *serpents* voyagent dans le corps d'une aliénée et lui irritent les organes génitaux.

Les analogies se précisent donc de plus en plus entre les deux grandes variétés de possession.

L'âge de la démonopathie est celui de la plus grande fréquence de l'hystérie, la plupart des démonopathes étant des hystériques. De plus, dans cette même affection, plus fréquente chez la femme que chez l'homme, se trouve la raison du plus grand nombre des démonopathies féminines observées.

Mais l'âge des zoopathes ne nous semble pas répondre à une aussi exacte délimitation, de même que les deux sexes paraissent possédés dans une proportion à peu près égale. Les démoniaques sont généralement des hystériques, les vrais zoopathes ne le sont pas. Ainsi s'explique l'absence de crises convulsives observées chez ces derniers et si nous voulions étudier les points de contact de l'hystérie avec les faits de possession, nous trouverions dans l'observation du Dr Baelz (Obs. XXVII), qui ne concerne nullement un véritable délire de zoopathie interne, un cas de ces délires hystériques probablement passagers et transitoires à rapport seulement lointain avec les cas que nous avons en vue.

Que sont donc en effet les délires de zoopathie interne ?

## CHAPITRE V

# NATURE DES ZOOPATHIES INTERNES

Nous nous trouvons en présence d'opinions bien dissemblables : M. Kéraval, au sujet des observations d'Ossipow (Obs. XIII et XIV), concernant un délire de possession par les reptiles, chez deux malades atteints de tœnia, et dont l'un souffre d'entérite catarrhale, pense que « le délire de possession par les reptiles, comme les autres formes de possession, doit être rangé dans le groupe des psycho-névroses hystériques, vu les conditions dans lesquelles naît, se développe, évolue l'affection. On ne rencontre pas toujours l'association des signes physiques et psychiques de l'hystérie; parfois, les premiers sont peu marqués et peu nombreux, mais les signes psychiques sont si nets qu'on affirme la nature hystérique du délire. Le texte de la possession des reptiles n'est pas unique, il occupe simplement le centre de la psychopathie ; il faut encore tenir compte des troubles de la sphère émotive, des hallucinations, des illusions. Quelquefois se manifestent, en outre, d'autres idées délirantes. Le pronostic des psychoses de possession par les reptiles varie comme celui des psychoses hystériques ; elles peuvent guérir ou devenir chroniques. Avant de le formuler, il faut envisager le degré de prédisposition psychopathique du sujet, la persévérance et la constance des troubles auditifs et sensoriels qui forment et entretiennent les idées délirantes. Il semble que les vers intestinaux puissent, en l'espèce, être une des sources de la psychose, le degré de culture intellectuelle joue un grand rôle ».

M. Angiolillo voit dans son cas de délire sensoriel (Obs. XXIII), un cas des plus heureux pour démontrer le passage de la folie sensorielle à la paranoia. Son observation montre, selon lui, que le délire de possession est une entité séméiologique pouvant se rencontrer unie à toutes sortes de formes mentales, mais éclatant de préférence chez des sujets atteints de paranoia ou d'hystérie.

Après avoir discuté le rôle de l'hystérie dans le cas du sujet de l'observation du Dr Baelz (Obs. XXVII), concernant la possession par les renards, au Japon, M. Baret, médecin de la marine, se demande si cette affection est de nature hystérique. Il ne le croit pas « sans doute l'hystérie est une cause prédisposante à la suggestibilité du sujet, mais au même titre que les causes débilitantes : conditions hygiéniques, mauvaise alimentation insuffisante, surmenage, maladies typhoïdes, etc. La maladie est un *délire néeropathique*, dont la forme s'explique par les idées, superstitieuses, spéciales au pays où on l'observe, la fréquence relative, par la prédisposition héréditaire atavique, développée depuis neuf siècles et la pathogénie par la suggestion : suggestion de la parole, suggestion de l'exemple, auto-suggestion, etc. »

Après avoir dépouillé nombre d'observations, il nous est

impossible de voir dans nos modernes possédés de vulgaires hystériques. Bien mieux, chez la plupart de nos zoopathes, l'examen le plus attentif n'a pas permis de retrouver l'hystérie ; et si quelques stigmates ont pu être constatés chez certains, cette névrose ne saurait être envisagée que comme un prédisposant à la suggestibilité.

Par contre, l'idée de possession animale semble bien l'équivalente absolue de l'idée hypochondrique, comme l'a indiqué M. Séglas, dans ses *Leçons cliniques sur les maladies mentales*. « Fréquemment, dit-il, au sujet de ceux qu'il appelle des persécutés-possédés, les sujets présentent des idées hypochondriaques en rapport avec les troubles de la sensibilité générale et viscérale. Il est certain cas même où ces idées hypochondriaques peuvent être considérées comme équivalentes de l'idée de possession ; par exemple, lorsque le malade dit qu'il a des animaux dans le corps, qu'il a un ver, des tenias dans l'intérieur de ses organes ». Nos malades sont bien des hypochondriaques ; en fait, ils ont des préoccupations exagérées ou sans fondement au sujet de leur santé ; ce sont encore des hypochondriaques d[illegible]rants. Croire ses organes en mauvais état, perforés, rongés par le pus ou quelque grave maladie est évidemment un fait de même nature que de les supposer déchirés par les griffes d'un animal parasite.

Etudiant la nature de ces délires, nous devons constater qu'ils ne sont pas absolument différents des délires hystériques (voir l'observation de possession par le renard), ni des délires de dégénérés, ni des délires d'intoxications, principalement d'intoxication alcoolique (sensation de vers, d'araignées « entre chair et peau »). Un malade de Garnier (1), sentait des *rats* défiler dans son estomac, un autre alcoolique « se livrait à des mouvements désordonnés pour repousser une meute de chiens ; ceux qui tenaient le tête s'étaient enfourrés dans son derrière et aboyaient dans son corps, criait-il, les mains à l'orifice anal, il se défendait de son mieux contre cette invasion qui le terrifiait ».

Mais ces délires n'ont pas l'évolution lente, chronique et implacable des véritables délires de zoopathie interne.

(1) P. Garnier : *La Folie à Paris.*

## CHAPITRE VI

# GENÈSE DES DÉLIRES DE ZOOPATHIE INTERNE.

Quel est le mécanisme de formation de délires de zoopathie interne ?

Nous nous trouvons, en apparence du moins, en présence de faits dissemblables.

Un grand nombre de possédés zoopathes sont atteints de lésions organiques nettement appréciables, d'autres n'en présentent pas. Le malade de MM. Dupré et Léopold Lévi accuse de la gastrite chronique avec dilatation et intolérance de l'estomac, de l'entéro-colite glaireuse.

La malade de M. Lemaire (Obs. III), souffre d'une entéro-colite muco-membraneuse; même affection chez la malade de M. Mirallié. Le malade de notre obs. XVI a localisé un certain temps dans une poche de hernie la présence de plusieurs serpents. La malade de l'obs. VI a un rein droit flottant et du prolapsus utérin, de la ptose généralisée. Le malade de l'obs. de Bonnet avait « une tumeur squirrheuse dans le ventre », celui de l'obs. VIII un squirrhe de l'épiploon. Une femme citée par S. A. Campbell (*Journal of Mental Science*, juillet 1886) croyait avoir des *rats* dans l'estomac et se plaignait de leurs morsures. Ce n'est que peu de jours après sa mort qu'on découvrit par la palpation une tumeur à la région épigastrique. Elle avait en effet un squirrhe du pylore.

Un lypémaniaque cité par Dagonet (Obs. XV) souffrait d'un ulcère de l'estomac dont la perforation détermina la mort.

Un malade de Morel avait un rétrécissement auriculo-ventriculaire : il croyait qu'un animal lui rongeait le cœur. Une malade de Marcé qui ressentait une grande pesanteur et une grande gêne dans les parties génitales s'imagina qu'elle avait un *loup* dans son corps; l'examen fit constater un prolapsus utérin. Esquirol ouvrit à la Salpêtrière le corps d'une femme lypémaniaque, laquelle avait cru pendant plusieurs années qu'elle avait un animal dans l'estomac : elle avait un cancer de cet organe.

Une autre de ses malades atteinte de péritonite chronique croyait avoir des animaux dans le ventre. M. Marchand (*Rev. de Psychiatrie*, mai 1904) chez une femme qui se plaignait d'avoir des animaux, entre autres des *rats* et des *chiens*, à la place de ses intestins, constate de l'hydropisie.

Voilà donc des cas bien nets de zoopathies à point de départ organique.

Au sujet de ces psychoses, nous pouvons méditer les paroles de Macario (*Des hallucinations*, 1846) : « Pour éviter l'erreur et établir un bon diagnostic, on doit donc interroger les organes avec une minutieuse attention, et on ne saurait trop le répéter, les médecins psychologues ne s'occupent guère d'un tel examen : aussi les bévues sont-elles nombreuses et fréquentes. Combien ai-je vu à l'autopsie de lésions dans divers organes des cavités splanchniques qui sont passées inaperçues pendant la vie ! Ce fait est grave. La guérison ou l'incurabilité des malades en dépend ».

Or, c'est l'incessant apport à la conscience d'incitations venues des différents organes lésés qui « *détermine dans la sphère psychique des prédisposés l'apparition d'un délire hypochondriaque qui englobe dans sa systématisation extensive, non seulement les malaises sensitifs, mais les troubles moteurs et les symptômes fonctionnels et opère la synthèse des interprétations pathologiques en une psychose qui tient à la fois des délires de possession et des délires hypochondriaques* » (Dupré et Lévi).

C'est ainsi que chez le malade de MM. Dupré et Lévi l'examen de l'estomac atteint de gastrite alcoolique révèle une hyperesthésie avec sensation de pesanteur ou de distension, aérophagie, tremblement des membres et de la face, tachypnée se produisant simplement à la suite de l'absorption d'un peu de lait ; le clapotage qu'on perçoit alors à trois travers de doigt au-dessous de l'ombilic correspond dans l'esprit du malade au grouillement de l'animal.

M. Mirallié a relevé le parallélisme complet des symptômes de l'entérocolite muco-membraneuse avec les idées délirantes. Quand l'entérocolite s'apaise, les idées délirantes persistent mais s'atténuent : le crocodile, objet de la possession existe toujours, mais il est blessé. Dès que l'entérocolite s'exacerbe, le délire reprend toute son acuité.

Ce sont ces lésions organiques qui ont servi d'orientation au délire de nos malades ; elles ont provoqué un état émotionnel persistant exagéré chez certains par le caractère plus ou moins latent de la lésion.

Ces lésions viscérales grossières et absolument nettes dans les cas rapportés, témoignent de l'existence dans certaines circonstances de troubles réels de l'organe, à la base de l'idée hypochondriaque de possession. Nous sommes en présence de ce que Sérieux appelle un délire d'interprétation. Le délire n'est pas erroné dans son fondement, il a un point de départ exact, mais le malade tire faussement de cette donnée vraie des déductions et des conséquences illogiques.

Suivant M. Régis « *le délire de possession corporelle* pa des animaux, des êtres vivants, des démons est bien un délire d'interprétation ; il a souvent pour point de départ des tumeurs abdominales, de la dilatation d'estomac avec zones douloureuses de Head, des contractions intestinales ou de simples borborygmes bruyants ».

Parchappe écrivait dès 1851. « Les altérations organiques dans les viscères sont l'occasion de sensations, de mouvements, qui, susceptibles de faire illusion même à une raison saine, deviennent des causes d'erreur de jugement, et des éléments de délire pour une raison troublée. Ainsi une folle qui portait un sarcome de l'utérus se croyait enceinte, quoiqu'elle fût âgée de cinquante ans ; elle sentait les mouvements de son enfant. Atteinte d'une péritonite mortelle, elle prenait les douleurs de la maladie pour les douleurs de la parturition. Les exemples de sensations internes illusoires sont très communs chez les fous.

Une femme atteinte de métrite chronique, dit sentir les mouvements de son enfant et se croit enceinte. Une autre prétend qu'il lui sort des enfants par les voies génitales où elle éprouve des douleurs. Une vieille demoiselle qui se croit mariée, se plaint de ce que son mari la tourmente la nuit, de ce qu'on lui fait la nuit des *tours de physique contre la décence*. Rien de plus fréquent chez les folles que des plaintes relativement à des attouchements obscènes. Un mélancolique croit avoir dans le ventre des animaux, ou le diable, ou des lames de rasoirs et de couteaux.

La croyance à l'existence d'animaux vivants développés ou introduits dans l'intérieur de l'organisme a eu souvent pour fondement des sensations internes illusoires » (et l'auteur cite les observatons de Bonnet que nous avons mentionnées plus haut).

La part que des sensations subjectives illusoires ont prises à l'erreur de jugement et à la génération de l'idée fixe dans ces faits curieux est incontestable et facile à reconnaître ».

Pour Marcé (1862) « la science renferme un grand nombre de faits dans lesquels des lésions viscérales ou des phénomènes purement physiologiques sont devenus l'origine d'illusions de toute sorte. Chez les hypochondriaques le moindre malaise gastrique ou intestinal, les digestions pénibles, les borborygmes sont autant de phénomènes qui se transforment et s'accomodent aux idées délirantes du malade ; c'est un *lombric*, une *grenouille*, une *vipère* dont ils sentent les mouvements et les morsures, qui se trouve porté tantôt d'un côté, tantôt de l'autre, ne leur laisse ni paix ni trêve et absorbe toute leur activité intellectuelle ».

Les conceptions hypochondriaques qui nous occupent ne sont donc que l'interprétation délirante de sensations anormales réelles, et, disait M. Roy (*Rapport sur l'hypochondrie* 1905), le malade qui sent un animal qui le ronge ne fait que traduire à sa manière par une interprétation délirante, quelque sensation anormale réelle; « un de nos paralytiques généraux dont le délire hypochondriaque est d'une variabilité et d'une richesse extraordinaires se plaignait un jour d'avoir un *chat* dans sa gorge qui l'empêchait de respirer et de manger; il suffit de lui faire ouvrir la bouche pour constater une amygdalite et une pharyngite intenses avec exsudat abondant; l'angine, grâce au traitement convenable guérit, débarrassant du chat qu'il avait dans la gorge le malade qui se mit à adopter d'autres conceptions délirantes plus ou moins absurdes. »

Or s'il est des cas incontestables de délires zoopathiques à base organique nettement appréciable, il est des cas non moins certains où aucune lésion, macroscopique ou microscopique des organes, ne peut être saisie.

Ces faits ne prouvent pas que l'idée hypochondriaque puisse naître indépendamment de troubles de la sensibilité profonde : les cas de délires de possession sans lésion matérielle perceptible ont pour cause des *troubles de la cœnesthésie*. La cœnesthésie est pervertie, qu'il existe ou non des lésions organiques et dans les deux cas les délires de zoopathie interne sont bien des *cœnesthésiopathies*.

Les troubles de la cœnesthésie ressentis par un cerveau débile peuvent être l'occasion de délires de zoopathie interne. C'est une idée analogue qu'exprimait en 1905 M. Roy (Congrès de Rennes) sur l'origine des délires hypochondriaques lorsqu'il voyait cette origine dans les troubles de la cœnesthésie agissant sur une constitution psychique spéciale.

CHAPITRE VII

# LA CŒNESTHÉSIE

Le délire de zoopathie interne est un délire cœnesthésique.

La cœnesthésie (αἴσθησις, sentiment ; κοινός, général) pour Henle est la somme de chaos non débrouillé des sensations qui de tous les points du corps sont sans cesse transmis au sensorium. Pour Höffding c'est la tonalité fondamentale qui résulte de l'état total de l'organisme, de la marche normale ou anormale des mouvements vitaux, particulièrement des fonctions végétatives.

La cœnesthésie est le sentiment que nous avons de notre propre existence, et, dit Roy, c'est la conscience végétative ou splanchnique, la conscience du grand sympathique, si nous ne savions pas que les deux grandes parties du système nerveux ne sauraient s'opposer en une distinction radicale. En fait, tous les organes du corps sont reliés au cerveau par ce nerf qui avertit les centres de l'activité des divers foyers biologiques de l'économie ; en un mot il transmet continuellement au cerveau les sensations organiques réelles sans que nous en ayons pour ainsi dire conscience, ou plutôt, de ces transmissions continues, il résulte pour nous un sentiment d'ensemble, de notre existence, de notre individualité (Kéraval).

Avec les travaux récents de Wernicke, de Storch, de Förster, de Buck, de Deny et P. Camus, la notion de la cœnesthésie se précise (1). La cœnesthésie n'est plus seulement le résultat des sensations internes, les sens externes jouent un rôle important dans la formation du sens que nous avons de nous-mêmes. Pour ces auteurs « toute perception sensorielle (tactile, visuelle, auditive, etc.) est composée en réalité de deux éléments, un élément spécifique ou sensoriel, et un élément organique ou myopsychique constitué par la sensation de l'activité musculaire, du mouvement exécuté par l'organisme pour adapter l'appareil sensoriel à l'excitant périphérique et réaliser les meilleures conditions de perception. Les perceptions sensorielles ont donc pour concomitant indispensable des sensations organiques auxquelles revient le rôle le plus important dans la connaissance du monde extérieur et des phénomènes de notre propre organisme.

Grâce aux voies d'associations corticales, ces sensations organiques, d'origine externe, et leurs images sensorielles sont intimement unies aux images des sensations organiques d'origine interne, surtout viscérales, dont l'ensemble constitue ce qu'on appelle généralement la cœnesthésie, le sens de notre existence, de notre personnalité physique. Il résulte de ces connexions associa-

(1) V. Deny et Camus. *Revue de Neurol.* 1905 n° 9.

tives que chacune de nos perceptions sensorielles a le pouvoir d'évoquer et de faire surgir dans la conscience tout le complexus des images commémoratives des diverses régions du corps auxquelles nous devons la notion de notre organisme.

Il faut admettre que la cœnesthésie est le sentiment que nous avons de notre existence, grâce à la sensibilité organique vague et faiblement consciente à l'état normal qui dérive de tous nos organes et tissus, y compris les organes des sens.» Telles sont les connaissances actuelles que nous possédions de la cœnesthésie.

Il n'en est pas moins vrai que la cœnesthésie est la conscience du sympathique ou mieux, suivant l'expression de Grasset : « la conscience du moi physique, car les sensations internes ne proviennent pas uniquement de nos viscères et parce qu'il en existe d'autres venant des muscles, des tendons, des articulations qui arrivent au cerveau par les nerfs centripètes ».

La cœnesthésie règle le ton émotionnel, et, des incitations perçues dans l'inconscient naît un état vague de satisfaction et de bien-être. Les causes qui détruisent l'harmonie qui existe normalement entre les diverses fonctions organiques produisent dans la conscience un état de malaise et de souffrance plus ou moins défini et plus ou moins perçu (Rogues de Fursac).

Les troubles de la cœnesthésie s'observent surtout chez les neurasthéniques, les mélancoliques, les hypochondriaques, chez certains paralytiques généraux et tabétiques à idées mélancoliques. L'acœnesthésie rend compte des idées de négation ; l'hypercœnesthésie se rencontre chez les excités, les maniaques, les paralytiques généraux, expansifs qui exagèrent, si l'on peut dire, le sentiment de la personnalité, alors qu'ils sont parfois considérablement affaiblis.

Enfin il existe des paracœnesthésies et c'est à cette variété que semblent se rapporter les cas de zoopathie interne : « la cœnesthésie, quand elle est pervertie, dit M. Kéraval, détermine des sensations étranges qui feront naître un délire communément répandu du-reste chez les peuples dont l'intelligence est peu développée. Nous voulons parler de l'idée que des animaux possèdent l'homme... Nous faisons de même allusion aux hypochondriaques qui sentent qu'on ronge leur abdomen, aux possédés qui affirment que les démons se sont introduits dans leur corps, aux femmes qui se disent enceintes de l'œuvre des esprits ou des animaux qui se sont infiltrés dans leur économie, dans leur utérus ».

Or, l'impression cœnesthésique, ayant pour point de départ tout notre corps, pour aboutissant le cerveau qui interprète et, pour conducteur, le sympathique, peut être modifiée en un point quelconque de son trajet, à son départ et à son arrivée.

On peut supposer qu'un organe lésé par une tumeur ou quelque affection organique, qu'un organe sain en apparence ou en état d'hypo-vitalité puisse envoyer vers les centres récepteurs des incitations anormales. Pendant le trajet, des troubles moléculaires du sympathique peuvent modifier des incitations normales et, à l'arrivée, les cellules interprétatrices sont capables de modifier des incitations anormales ou simplement normales.

Bien plus, après les travaux de Hitzig, de Munk, de Fr. Franck, de Bechterew, de Wernicke, Sollier, Luciani, Pierre Bonier, la question s'est posée de l'existence d'une cœnesthésie centrale ou cérébrale.

Pour M. Deny, l'idée hypochondriaque en général, se rattache à un trouble, à une perturbation fonctionnelle de cette cœnesthésie cérébrale.

Suivant cet auteur, les lésions des viscères n'interviennent qu'exceptionnellement et à titre accessoire dans le développement des psychoses hyponchondriaques, et le seul facteur pathogénique de ces psychoses serait une perturbation ou un ébranlement d'origine périphérique ou centrale de la cœnesthésie cérébrale, en un mot une *psychocœnesthésiopathie*.

Ayant exclusivement à envisager ici l'idée de possession, nous retiendrons cette opinion de M. Deny que « dans quelques cas, les états hypochondriaques peuvent succéder, à la longue, à une irritation périphérique incessamment renouvelée, comme celle qui résulte d'une lésion viscérale : la perception inexacte des sensations provenant de cette irritation est alors l'origine d'illusions de la sensibilité organique ou viscérale que les malades expriment en disant qu'ils ont un serpent dans le ventre, qu'un animal leur ronge le cœur, le foie, etc. ».

Cependant nous avons constaté l'existence extrêmement fréquente de lésions organiques appréciables à la base des délires de possession zoopathique, et sans prendre parti entre les différentes théories de la cœnesthésie que nous avons voulu simplement rappeler, nous remarquerons que la théorie de la cœnesthésie cérébrale n'a pas encore résolu les rapports des deux variétés de cœnesthésie qu'elle suppose.

Nous ne pensons pas que des hallucinations sensorielles puissent à elles seules engendrer des délires de possession zoopathiques. Sans doute, ces hallucinations sont la source d'idées délirantes : Calmeil a pu voir une femme qui prenait le bruit de ses intestins pour le grognement d'un animal, un aliéné prendre le sifflement de ses bronches pour le chant d'un oiseau, mais il ne semble pas que sans troubles cœnesthésiques, ces idées puissent persister et se développer.

Et pour terminer, mis à part les cas de troubles cœnesthésiques accompagnant de grossières lésions viscérales, s'agit-il d'illusions de la cœnesthésie, c'est-à-dire de l'interprétation viciée de sensations viscérales, ou bien d'hallucinations de la cœnesthésie projetant vers les viscères ses perceptions sans objet ? Nous nous bornerons à conclure, quelque opinion que l'on ait sur ce sujet, que les délires de zoopathie interne ont bien pour base *un trouble de la cœnesthésie*.

CHAPITRE VIII

## ROLE DE LA CŒNESTHÉSIE ABDOMINALE

Nous avons déjà appelé l'attention sur la fréquence extrême de lésions organiques appréciables à la base des délires de possession animale. Il est non moins nécessaire de noter l'importance des troubles cœnesthésiques de la sphère abdominale dans la genèse de ces délires.

En effet, sur vingt quatre observations que nous avons réunies, dix-huit concernent des zoopathies localisées à l'abdomen, et encore faut-il présenter une observation sur les six cas restants.

Il se trouve que les vingt-quatre cas précités sont précisément les cas de délires de zoopathie interne ; nous avons laissé volontairement de côté le cas du Dr Baelz, ainsi que les cas d'idée délirante zoopathique noyée dans un complexus délirant quelconque. Et encore, dans cette catégorie, trouvons-nous, d'une part, nombre de zoopathies à base abdominale, de l'autre des observations muettes sur le point qui nous intéresse, mais qui permettent, néanmoins, de supposer l'existence d'une zoopathie à point de départ abdominal.

Les viscères abdominaux paraissent donc avoir une

remarquable aptitude à la genèse des délires de possession animale.

En 1875, Semal, étudiant ce qu'il appelait « les troubles de la sensibilité générale localisée dans les organes de l'appareil nutritif » (*Annales méd. psychol.*, 5e S. T. XIV), et ce que nous nommerions aujourd'hui plus justement la cœnesthésie abdominale, avait insisté sur ces symptômes abdominaux : « Les sensations abdominales, disait-il, sont familières à chacun et il est inutile de les décrire, mais si l'on peut en finir aussi rapidement avec les manifestations normales de la sensibilité abdominale, il faudrait s'arrêter indéfiniment pour narrer les anomalies douloureuses et les illusions dont elle peut être le siège, dans les affections mélancoliques ; les hypochondriaques surtout réussissent à les dépeindre avec une variété de termes, que nous renonçons à reproduire. Les douleurs épigastriques et cœliaques appartiennent à ces névroses, au même titre que toutes les algies et névralgies, seulement elles sont beaucoup plus fréquentes.

.. .. Quant aux illusions qui naissent à l'occasion des sensations internes et abdominales et qui provoquent les interprétations les plus bizarres, il faudrait des volumes pour les énumérer, car chaque malade doit les présenter sous un aspect et une terminologie toujours nouveaux. Elles rentrent dans la catégorie décrite par M. Morel, sous le titre de : hallucinations provenant du système ganglionnaire et ayant leur point de départ dans la perversion des fonctions des organes de la vie de nutrition. Toutefois, il y a lieu de faire observer que les interprétations erronées des délirants hypochondriaques surviennent très souvent *à l'occasion des lésions matérielles* des organes splanchniques, et qu'en conséquence, elles ne peuvent être rangées parmi les hallucinations, pas plus que leurs causes ne peuvent l'être parmi les névroses; ainsi l'aliénée qui pendant sa vie avait prétendu sentir les mouvements d'un animal dans l'estomac et dont l'autopsie révéla un cancer de cet organe, ou cette autre dont parle Marcé, qui prenait pour un serpent l'enfant qu'elle portait dans son sein. Ce fait nous remet en mémoire une idée délirante analogue, émise par une malade de notre asile, qui y ajoutait ce détail, que le *serpent* qu'elle avait dans le ventre avait vingt-six mètres de longueur; elle en décrivait les spirales, qui se rapprochaient de loin du tracé des circonvolutions intestinales.

On voit combien l'élément psychique se mêle aux sensations anormales alors qu'il était resté complètement étranger aux évolutions physiologiques. »

Faut-il faire la part de l'intoxication gastro-intestinale dans la genèse des délires de possession animale? Nous connaissons aujourd'hui, après les travaux de Beau, de Germain Sée, de Leven, de Bouchard, de Duchon-Doris, les effets de l'intoxication gastro-intestinale sur le système nerveux, sa tendance à la production de troubles psychiques élémentaires, à engendrer l'hypochondrie et le soupçon maladif; nous savons l'aptitude de l'auto-intoxication gastro-intestinale chronique à faire naître des états de mélancolie dépressive, anxieuse ou consciente. Bettencourt-Rodrigues (1889) a montré que toutes les affections gastro-intestinales persistantes pouvaient être cause de la mélancolie. Bien mieux, certaines de ces intoxications fournissent le tableau de la mélancolie hypochondriaque avec délire de destruction et d'inexistence d'organes, délires connexes aux délires de possession animale, et M. Régis a émis cette opinion que ces délires sont dus à une auto-intoxication d'origine gastro-intestinale, probablement par l'intermédiaire des altérations cœnesthésiques qu'elle détermine. On se rapproche ainsi des cas de possession « où le délire et les hallucinations s'objectivent sur l'organe malade, de façon que les sujets en arrivent à croire qu'ils ont des corps étrangers, des animaux, des vers, des personnages vivants, le diable et jusqu'à des « conciles » dans le ventre, comme la célèbre « Mère Concile » d'Esquirol à l'autopsie de laquelle on a trouvé une lésion du gros intestin ».

Le tube gastro-intestinal, pourrait-on dire, concourt à la production de ces psychoses de façon multiple : en modifiant la cœnesthésie de la muqueuse et peut-être aussi par l'élaboration de produits toxiques agissant sur les cellules centrales et déterminant la teinte hypochondriaque du délire.

Le point de départ d'un délire zoopathique peut être aussi bien le simple borborygme de la dyspepsie flatulente, les battements exagérés de l'aorte abdominale, les spasmes de l'entéro-colite muco-membraneuse que les affections les plus graves, tumeurs et cancers. Tout est bon, peut-on dire, au cerveau prédisposé pour organiser un délire de possession.

Une grande place dans la genèse de ces délires revient aux néoplasies, surtout à celles de l'estomac qui, parmi ces productions morbides sont elles-mêmes des plus fréquentes. Mais l'entéro-colite muco-membraneuse, maladie de fréquence banale, joue un rôle important dans la pathogénie des zoopathies internes.

Si l'abdomen, estomac et intestin principalement, concourent aussi souvent à la production des délires de possession animale, il nous a semblé que l'appareil génital chez la femme pouvait tenir le second plan.

La raison s'en trouve dans la fréquence des affections qui frappent cet appareil d'une part, de l'autre, dans l'importance des incitations qui en partent pendant une certaine partie de la vie et aussi dans le fait que, même à l'état physiologique, cet appareil s'impose périodiquement à l'attention, soit par les règles, soit par la purpéralité. Ajoutons à ces causes physiologiques les tendances hystériformes de beaucoup de femmes et les cas pathologiques de nymphomanie ou d'érotisme. On sait d'ailleurs la fréquence au cours de la folie des hallucinations génitales qui peuvent aller depuis l'impression la plus vague jusqu'aux sensations du coït le plus complet; les incubes et les succubes emplirent jadis les procès de sorcellerie.

En troisième lieu vient la tête en tant que localisation des zoopathies. Mais nous n'avons rencontré cette localisation que chez des mélancoliques et l'idée de zoopathie se mêlait à d'autres idées délirantes. Témoin le cas d'Esquirol (Obs. XVIII), celui de Krafft-Ebing (Obs. XXII) et notre observation XVII. Il ne s'agit plus alors d'un ver ordinaire; l'animal participe de l'intellectualité du milieu, c'est le ver rongeur de l'Ecriture, c'est un ver pensant. Parfois même il y a délire par association verbale comme chez la malade d'Esquirol où l'idée du ver s'accompagnait de la phobie du *vert-de-gris*.

Le serpent est certainement l'animal qui fait le plus fréquemment l'objet de la possession. En fait il s'agit le plus ordinairement d'animaux allongés, rampants, aquatiques ou amphibies, de serpents, de vipères, de couleuvres, de crocodiles, de têtards, de grenouilles.

On doit rechercher la cause de cette particularité.

Nous avons déjà noté le rôle que joue le tube digestif dans la production des délires zoopathiques. Or dans ce milieu où coexistent des gaz, des liquides et des matières plus ou moins molles, les sensations organiques émanant d'organes allongés, contractiles, d'une muqueuse hyperesthésiée et qui normalement ne sont pas perçues, sont transmises à la conscience viscérale en sensations d'humidité et de reptation. Elaborées par la sphère psychique, elles se traduisent en représentations vagues de reptiles en mouvement.

Le cerveau est habité par des vers immobiles. Faut-il trouver dans les circonvolutions cérébrales non douées de mouvements comme celles de l'abdomen, l'origine cœnesthésique de cette représentation, on peut risquer cette théorie...

En somme chaque organe doit éveiller l'idée d'une même variété d'animaux : le cœur à cause de ses sensations de griffe, d'étau, d'oppression dans l'artério-sclérose, peut également donner le sentiment d'être serré par un reptile ; la douleur rongeante rappelle le rongeur, la douleur térébrante, l'animal qui fouille, qui déchire (rat, dans les ulcères de l'estomac).

Et maintenant, si nous voulions résumer sous une forme lapidaire ces diverses constatations, nous arriverions, en ne tenant compte que des plus grandes fréquences, à une formule évidemment fausse (et encore plus fausse si on en intervertissait les termes) mais qui peindrait bien le tableau le plus souvent représenté. Nous dirions : délire de zoopathie interne = lésion de l'appareil gastro-intestinal chez un débile intellectuel.

---

## CHAPITRE IX

# L'IDÉE DE ZOOPATHIE INTERNE ASSOCIÉE A D'AUTRES IDÉES DÉLIRANTES

Parmi les idées le plus souvent associées aux idées délirantes de zoopathie interne on trouve les idées d'énormité, d'immortalité, de négation de déplacement, de changement de forme, d'obstruction d'organes.

En effet, comme les idées de zoopathie interne, ces idées ont un fondement cœnesthésique et si tel aliéné peut croire son ventre plein d'animaux, tel autre pensera avoir des trous dans le cerveau, des vers dans le poumon, du pus dans les veines, ou bien son intestin sera bouché. A défaut des hallucinations sensorielles qui n'ont sur la personnalité qu'une atteinte très superficielle, ce sont ces hallucinations cœnesthésiques qui correspondent souvent à des altérations très graves de la personnalité (G. Ballet).

Non moins fréquente est la coexistence d'un délire de grossesse avec un délire de zoopathie interne : nous pouvons même considérer ces deux idées comme ayant des rapports étroits. Elles ont en effet même origine ; des troubles de la cœnesthésie. Et le fait est rarement plus patent que dans l'observation de M. Mirallié (n° IV) où l'on voit un délire de grossesse se transformer en un délire de possession animale, le terme normal de la grossesse ayant été dépassé et la malade s'étant rappelée l'histoire d'une paysanne qui avait accouché d'un crocodile. « Si cette histoire ancienne ne lui était pas venue à l'esprit, il est probable ou tout au moins possible, dit l'auteur, que ce délire de possession n'aurait pas évolué. Témoins nos deux autres malades qui n'avaient pas en pareille histoire dans la mémoire. Bien certainement, le délire de possession peut évoluer sans délire de grossesse préalable, mais tous deux peuvent avoir la même origine et parfois se succéder l'un à l'autre. »

L'animal a pénétré par le coït ou sans que l'on sache le mode de pénétration.

En somme, l'idée d'un animal dans l'utérus est une combinaison heureuse de l'idée de possession avec l'idée de grossesse. Les incitations cœnesthésiques de l'appareil génital alliant dans le cerveau l'absurde au possible.

Ces idées semblent parfois en rapport avec des lésions du tube digestif associées à des incitations cœnesthésiques d'origine génitale comme dans deux autres observations publiées par M. Mirallié. De ces incitations combinées doit naître l'idée de grossesse animale.

Remarquons que ce délire de grossesse animale peut se rencontrer chez l'homme comme le montre notre obs. XVI ; elle est alors le fait d'un état démentiel des plus accentués. L'existence de l'idée de grossesse chez l'homme a d'ailleurs été établie dans la thèse de M. Pourrat (Paris, 1904). Cependant le délire de zoopathie interne est un délire à tendances dépressives tandis que le délire de grossesse montre des tendances expansives.

Les idées de possession animale peuvent se rencontrer, a priori, dans les maladies où l'on observe des idées délirantes hypochondriaques, dans les maladies où interviennent à un moment quelconque des troubles de la cœnesthésie, dans la mélancolie, dans la paralysie générale dépressive, dans l'alcoolisme chronique, dans le délire chronique systématisé, dans la folie des dégénérés, dans la démence sénile ; en tout cas dans des psychoses à forme dépressive ou à la phase de dépression d'une psychose circulaire. Et nous trouvons dans cette constatation que ces idées surviennent à la période avancée de la paralysie générale, la confirmation de notre croyance à l'origine cœnesthésique des délires zoopathiques.

En effet, l'idée de possession est alors contemporaine de l'idée de négation (voir l'Obs. XXII) et le seul affaiblissement démentiel ne saurait les expliquer. Avec les qualités anesthésiques de certaines toxines (auto-intoxication paralytique de Sankhanoff) il faut invoquer l'altération des différentes parties du système nerveux central et périphériq..es (ganglions spinaux, ganglions sympatiques, nerfs périphériques), source de troubles de la cœnesthésie.

## CHAPITRE X

# EVOLUTION

Il est du plus haut intérêt, croyons-nous, de retracer l'évolution des délires de zoopathie interne tant au point de vue documentaire qu'en ce qui concerne les conséquences pratiques ou médico-légales que l'on peut en tirer.

Quelque difficulté se présentait. En effet, nous pouvions faire appel à la littérature médicale, compulser les observations et tenter de donner par ce moyen une large base à nos convictions.

Mais la plupart des auteurs n'ont guère prêté d'attention particulière à la variété de délire qui nous occupe ; c'était plutôt pour eux l'occasion de s'égayer d'une histoire amusante que d'étudier un malade. De plus les aliénistes du siècle dernier ne nous permettent pas de tirer de leurs observations des conclusions absolument certaines ; ils nous ont fourni des renseignements vraiment trop brefs sur l'évolution de leurs malades. Leurs observations, et c'est aussi le côté spécial des observations de maladies mentales, ne nous présentent jamais l'aspect d'une maladie qu'à un moment des plus minimes de son évolution ; or les délires de zoopathie interne n'évoluent pas en huit jours comme certaines pneumonies.

Néanmoins il nous a été donné d'étudier par nous-mêmes certains faits, de nous servir des observations de notre Maître. Aussi des matériaux ainsi rassemblés joints à la critique des cas rapportés par la littérature médicale nous avons pu tirer un certain enseignement.

Tout d'abord il n'existe aucun cas scientifiquement constaté de guérison d'un délire de zoopathie interne ; les auteurs se sont toujours bornés à nous affirmer : « Le malade est sorti guéri de l'asile ». Mais nous aussi, nous avons vu des zoopathes sortir guéris de l'hôpital et retrouver le lendemain même leur croyance absurde.

Que dire de l'observation de Charcellay ? (Douleurs attribuées à l'existence d'araignées dans l'estomac. Plusieurs opérations successives faites dans le but apparent d'extraire les araignées. Guérison). L'observation nous fait assister elle-même à une récidive du mal, « l'agitation et les idées de suicide se manifestèrent avec une extrême violence ; dans ses accès de fureur, elle demandait un fusil pour se faire sauter la tête. L'isolement, les affusions..., etc., ont amené à la longue une convalescence depuis laquelle Lucie M..., sans domicile, dénuée de ressources, éloignée de ses enfants, a continué à travailler dans l'établissement ». Singulière guérison !

L'observation d'Ossipow, constatant une guérison, rapportée par M. Kéraval (Obs. XIV) est bien succincte pour être discutée ; constatons, néanmoins, que le délire battit son plein *après l'expulsion du tænia*, et que la croyance avait un fondement réel dans l'expulsion de quelques anneaux. Il n'y a dans ce cas rien de comparable à un véritable délire de zoopathie interne.

Esquirol (Obs. XVIII) n'insiste pas assez, à notre gré, sur la guérison de sa malade pour que nous y attachions quelque importance ; aucune conséquence ne saurait être tirée de cette observation.

Et voilà tous les cas de guérison que nous avons pu rencontrer ; ils ne sont rien moins que probatifs. En fait, les cas de « guérison » tels que nous les présente la littérature médicale, ne prouvent rien, les cas de non-guérison seuls sont instructifs.

Les premiers se réduisent à quelques maigres unités, les seconds sont légions.

Cependant, l'étude de ces différents cas nous permet de constater que, dès Ambroise Paré, et bien certainement avant lui, on employait un moyen curatif qui s'est développé et amplifié avec le temps : souscrire aux dires du possédé et l'amener à la guérison en lui montrant un animal que l'on prétend sorti de son corps par l'effet d'une purgation ou d'une opération chirurgicale fictive. Cela s'appelle aujourd'hui de la *psychothérapie*.

Il existe en effet, une période chirurgicale de l'affection.

Macario, dès 1846 (*Ann. méd. psych.*, 1e S, T. VII), avait cru donner le traitement des « hallucinations ganglionnaires ».

« Chez les hallucinés internes, disait-il, la contrainte morale (utile dans les hallucinations sensoriales) peut assez souvent échouer. Par contre, des concessions faites à propos, la ruse, l'adresse employée habilement peuvent ramener ces malades à leur type régulier.

C'est ainsi que A. Paré guérit un hypochondriaque qui croyait avoir des grenouilles dans l'estomac, en lui administrant un purgatif qui lui procura des selles abondantes. L'habile chirurgien avait eu soin d'introduire furtivement de petites grenouilles dans le vase qui devait recevoir les matières rejetées.

Un maçon, âgé de 44 ans, prétendait avoir une couleuvre dans le ventre. M. J. Cloquet caressa son idée. — Oui, dit-il, je sens la couleuvre. La voici. Elle remonte par le gosier. Et le malade de s'écrier : J'en étais sûr ! Il y a longtemps que je l'avalai en buvant de l'eau d'une mare ; elle était très petite alors ; mais depuis, elle s'est développée, elle a grossi, elle a grandi, et, si on ne l'enlève pas, elle finira par me dévorer. J'en étais sûr, répétait le maçon ; je le disais partout, et partout on me riait au nez. — Alors, dit le médecin, il nous faut opérer. Une incision longue, mais superficielle, est faite à la région épigastrique ; des linges, des compresses, des bandages rougis par le sang sont appliqués, et la tête d'une couleuvre, dont on s'était précautionnée, est passée avec adresse entre les bandes et la plaie. — Nous la tenons enfin ! s'écrie l'adroit opérateur ; la voici. En même temps le malade arrache le bandage qu'on lui avait appliqué sur les yeux ; il veut voir le reptile qu'il a nourri dans son sein, il le regarde avec le même plaisir, le même attendrissement qu'une mère envisage le premier fruit de ses entrailles. Mais quelques heures après, une sombre mélancolie s'empare de lui. Il gémit, il soupire, le médecin est appelé. — Monsieur, lui dit-il avec anxiété, si elle avait des petits ! — Impossible, mon ami, c'est un mâle. Et par ce bon mot le malade fut guéri. »

Il est toujours agréable d'entendre un bon mot. Mais ce

bon mot, tous les imitateurs de Cloquet l'ont-ils assez répété comme un autre « Tarte à la crème »!

Et pourtant nous ne sommes pas convaincus, nous aimerions savoir ce que devint ce maçon par la suite.

Nous préférons les réflexions du *Correspondenz-Blatt* (1857) :

« Il fut un temps où les ouvrages des médecins présentaient des exemples assez nombreux de ces conceptions délirantes, ayant trait soit à certaines transformations de la personnalité, soit à l'ingestion d'animaux dans le tube digestif, et combattues par la ruse innocente du médecin, qui détruisait non l'erreur primitive, mais la permanence de l'erreur pour l'avenir.

Une grenouille, adroitement glissée dans le vase de nuit faisait croire au délirant qu'on l'avait débarrassé de l'animal dont la présence, dans son estomac, dérangeait sa digestion. Si ce traitement moral a pu avoir quelquefois un succès qu'il faudrait plutôt attribuer à l'emploi opportun des drastiques, il est des faits qui démontrent, au contraire, que la conception délirante ne saurait pas toujours, être considérée comme une erreur ordinaire. C'est ce qui ressort principalement du cas rapporté par M. Droste.

Le Dr Velpeau entreprit un jour de guérir une pauvre femme qui affirmait avoir une vipère dans le bas-ventre. Une légère incision fut pratiquée à l'abdomen, et l'on montra à la femme un animal qui avait été jeté dans un baquet ; mais elle de s'écrier aussitôt après l'avoir examiné : « C'est une femelle qui a laissé sa portée dans mon ventre ! » Si les conceptions délirantes sont quelquefois propres à produire des sensations anormales, bien souvent aussi la conception délirante est le produit d'une lésion sensoriale qui ne saurait être détruite par la ruse la plus habile. »

C'est bien là certainement ce qui se produit le plus souvent, pour ne pas dire toujours.

Les observations prises dans le service de notre Maître, M. le Dr Dupré, sont absolument probantes à ce sujet ; jamais les malades ne se rendent à de semblables manœuvres, et après la purgation comme après l'opération la mieux imitée, l'on doit toujours s'attendre à ce que le possédé vous dise : « Mais, Monsieur, la bête avait fait des petits » ou bien « Vous en avez laissé ». En somme, c'est le malade qui a raison dans son délire ; il nous rappelle ce que nous oublions trop, qu'un purgatif ou une incision ne sauraient supprimer des troubles cœnesthésiques et que la psychothérapie ou la suggestion ne guérissent pas les aliénés.

Et c'est ainsi que Marcé, en 1862, comprenait ces malades, quand il disait : « lorsque le point de départ de l'illusion est une affection douloureuse accessible aux moyens thérapeutiques, il y a là une indication thérapeutique à remplir, car il peut arriver que la cause première une fois enlevée, l'affection sympathique disparaisse à son tour, mais il ne faut jamais oublier que les douleurs des hypochondriaques sont bien souvent de véritables hallucinations survenant en dehors de tout malaise réel ».

Ces malades sont, en effet, des aliénés, et malheureusement, ils ne sont pas réputés comme tels dans le public en général et dans la partie du monde médical qui s'intéresse peu aux choses de la psychiâtrie. D'où la mise en œuvre de moyens thérapeutiques que nous n'hésitons pas à considérer comme dangereux et inutiles : les manœuvres employées accentuent, s'il est possible, la conviction délirante du malade et comme l'efficacité du traitement est nulle, l'état du patient empire toujours dans le temps qui suit l'opération. Car après des années de souffrances, des appels réitérés au chirurgien, suivis de refus plus ou moins motivés, après les lueurs d'espoir entrevu et la certitude de la guérison affirmée (procédé psychothérapique), c'est la désillusion la plus pénible, l'écroulement de toutes les espérances, et le possédé, suivant son expression « ne sait plus à quel saint se vouer. »

Mais quelle autorité garde donc vis-à-vis de son malade et de l'entourage de celui-ci le médecin qui s'est fourvoyé dans une pareille impasse !

Pratiquée en milieu hospitalier, alors qu'on a recommandé au personnel de souscrire aux croyances du malade et de propager l'erreur, même vis-à-vis des autres malades de discrétion peu sûre, ces opérations créent un terrain favorable à l'éclosion d'idées identiques ou similaires.

Toutes les malades interrogées par nous dans une salle où l'on soignait une zoopathe par ce procédé étaient persuadées de l'existence de l'animal dans le corps de l'intéressée et s'épouvantaient à l'idée que pareil désagrément pourrait bien un jour les atteindre. La croyance dépassait l'hôpital et l'émotion gagnait le quartier.

On ne doit pas oublier que les zoopathes sont des persécutés, non pas des persécutés au sens habituel du mot, mais des persécutés qui auraient en eux la cause de leur persécution.

On peut établir entre ces persécutés et les persécutés ordinaires la distinction que Baillarger établissait entre les persécutés ordinaires et les persécutés démoniaques : « Le malade atteint du délire de persécution, disait-il, attribue toutes ses douleurs aux maléfices de ses ennemis, mais ses ennemis sont plus ou moins éloignés de lui. Pour expliquer leur action à distance, il est forcé de recourir aux plus étranges explications et faire intervenir l'électricité, le magnétisme, etc. Il en est autrement du démonomaniaque. Ici l'ennemi est dans le corps même du malade et rien de plus simple que l'explication des douleurs qu'il éprouve, c'est le démon qui le brûle, le déchire avec ses griffes. *De là une tension continuelle* de l'esprit sur les sensations internes et la production du délire hypochondriaque ».

Ces possédés zoopathes se rencontrent avec les persécutés sur le terrain des troubles psycho-moteurs, ils rentrent dans la variété psycho-motrice des persécutés décrite par M. Séglas par opposition aux persécutés sensoriels et aux persécutés raisonnants.

Nous nous trouvons donc en présence de persécutés d'un genre spécial, de persécutés de la variété motrice bien différente de la variété sensorielle. Et dans la variété motrice elle-même, ces persécutés constituent une classe particulière par le caractère des symptômes qui concourent à former l'idée de la possession.

Chez les persécutés-possédés démoniaques en effet, les hallucinations motrices « sont très accentuées, incessamment répétées et presque continuelles, elles constituent le symptôme le plus saillant du tableau clinique et dirigent absolument la scène pathologique » (1). Ce sont des hallucinations verbales motrices, des hallucinations motrices communes « sensations de déplacement d'une partie du corps ou du corps entier, de certains mouvements qu'ils se sentent poussés à accomplir comme malgré eux ou qu'ils croient exécuter alors qu'en réalité ils restent immobiles ». Parfois même, ces symptômes s'accentuent au point de devenir de véritables impulsions, motrices ou même verbales. Inversement se produisent des phénomènes d'arrêt ou d'inhibition identiques de nature aux précédents et portant sur les mouvements du corps ou sur les actes intellectuels. Les troubles de la sensibilité générale sont ici très accusés et se présentent sous la forme de sensations de pesanteur, de légèreté, de vide, de grossissement ou de rapetissement avec un caractère de constance très accentué. Les hallucinations visuelles sont parfois nombreuses et répétées. Ces différents symptômes correspondent à un état de désagrégation psychique plus ou moins marquée, souvent même à un véritable dédoublement de la personnalité.

Or, ce phénomène, si accentué chez les persécutés-possédés ordinaires ne se rencontre pas chez les zoopathes. Sans doute les hallucinations motrices des démonopathes par exemple, s'adressent comme celles des zoopathes au sens cœnesthésique, fondement de la personnalité, mais ce sont des hallucinations motrices d'une espèce toute parti-

(1) SÉGLAS, *Leçons cliniques sur les maladies mentales*.

culière, rapportées aux mouvements des viscères et non aux mouvements des membres. Ces hallucinations cœnesthésiques ne s'accompagnant pas de phénomènes d'automatisme, de phénomènes d'arrêt, d'aucune hallucination visuelle ni verbale motrice, et de rares hallucinations auditives, n'entravent pas l'individu dans ses manifestations intellectuelles et n'arrivent pas à produire un véritable dédoublement de la personnalité.

Nos malades sont donc nettement des sortes de persécutés et la maladie poursuit une marche chronique avec parfois des exacerbations momentanées, *mais les zoopathes sont toujours des malades incurables*.

Un point des plus importants à signaler est que ces persécutés ne demandent qu'à devenir des persécuteurs pour peu qu'on les y aide. Ils rentrent donc dans la catégorie des aliénés qui ne sont pas internés et que souvent on ne peut interner, de ces gens que l'on coudoie dans la rue chaque jour, dont l'aliénation manifeste reste ignorée de leurs proches et du voisinage jusqu'au moment où le meurtre d'un passant inoffensif ou une tentative de suicide fait entrer l'affection dans sa phase médico-légale.

Persécuteur déjà, le zoopathe qui, à chaque consultation, supplie le chirurgien de l'opérer, l'attend devant son domicile et l'obsède de ses supplications. Nous rappellerons que la malade de l'observation III importuna pendant plusieurs mois M. le P[r] Poirier avant d'être dirigée vers le service de notre Maître.

Persécuteur, l'opéré qui accuse un médecin de n'avoir pas su retirer la bête parasite ou d'être assez paresseux pour ne pas avoir recherché les petits qui l'accompagnaient, d'être assez peu instruit pour n'avoir pas diagnostiqué la présence de plusieurs variétés animales.

Il est bien rare d'ailleurs que le malade n'apprenne pas à un moment quelconque le « tour qu'on lui a joué. »

Nous ne pouvons nous empêcher de remarquer que bien des chirurgiens avertis qui n'enlèveraient pas un testicule à certains hypochondriaques n'hésitent pas à suivre les indications de malades aussi dangereux et à les opérer.

Nous trouvons dans un fait-divers de la grande presse (1) un exemple typique de ces persécutions :

« Il y a six ans, M. le docteur Charles Levassort, chirurgien du dispensaire Emile Loubet, alors chirurgien de l'hôpital International, recevait la visite d'une jeune femme, Mme X..., qui prétendait souffrir de cruelles douleurs d'estomac et d'intestins. Elle demandait qu'on lui fit l'opération de la laparotomie.

« — J'ai un crabe dans le ventre, disait-elle devant les docteurs et les internes, qui avaient grand'peine à retenir un sourire. Ses pinces me tordent les intestins et je souffre horriblement. Il faut me l'extirper.

« Le docteur Levassort, comprit qu'il se trouvait en présence d'une névropathe. Il renvoya la dame; mais chaque jour celle-ci se présentait exigeant l'opération, menaçant presque...

« Le chirurgien consulta, plusieurs de ses confrères, le docteur Bérillon entre autres. Tous furent d'avis qu'il fallait simuler une opération et laisser croire à la malade qu'on lui avait retiré un *crabe* de l'abdomen.

(1) *Petit Parisien*, 25 mai 1906.

« La jeune femme fut endormie, on lui pratiqua une légère incision au ventre, on fit trois points de suture, puis on réveilla la patiente.

Elle demanda aussitôt à voir son « ex-locataire ». M. le docteur Levassort voulut gagner du temps pour préparer un sujet.

« — Dans huit jours, lorsque vous serez à l'abri des émotions, on vous le montrera, dit-il.

« — Mais c'est bien un crabe, n'est-ce pas ?

« — Chut !... plus tard, plus tard.

Dans la salle, les hospitalisés, qui savaient la vérité, ricanaient, lorsque Mme X..., avec la fierté qu'éprouvent certaines personnes de leur maladie, retraçait ses souffrances passées.

« Un beau jour, une infirmière agacée par le récit, sans cesse renouvelé de Mme X..., lui répondit :

« — On a retiré la bête, mais pas les petits !...

« Le lendemain, l'opérée retombait malade et sa marotte la reprenait. Ses compagnes lui apprirent alors qu'on l'avait trompée. Furieuse, elle alla trouver le docteur Levassort chez lui *et lui tira deux coups de revolver*, qui ne l'atteignirent heureusement point.

« Arrêtée, Mme X..., promit de ne pas recommencer. Mais plusieurs fois encore elle vint faire du scandale devant la maison du chirurgien.

« Sept mois plus tard, la malheureuse échouait dans un hôpital parisien. Bientôt, elle y fut prise de crises de folie et dut être internée dans un asile d'aliénés, où elle se trouve encore ».

Nous savons aussi par expérience personnelle en quelles

invectives se répandit la malade de l'observation III contre notre Maître, M. le docteur Dupré, lorsque des expériences définitives furent instituées pour juger le système, s'il en était encore besoin.

On avait simplement simulé l'extirpation d'un serpent par le vagin.

Donc danger pour le médecin, danger aussi pour l'entourage du malade qui est accusé par lui d'avoir jeté volontairement des œufs de serpents, de grenouille dans sa boisson, ou qui se trouve mêlé au délire de la façon la plus inattendue.

Le cas rapporté par *le Droit* du 7 juillet 1846, est un exemple de persécution aboutissant aux voies de fait :

Une idée fixe. — Un monomane. — « En 1815 Plaquet, faisait la moisson avec un nommé Bertrand.

Un beau matin ils mangeaient ensemble lorsque Plaquet se lève ; il est frappé d'une idée. Bertrand a jeté quelque chose dans sa soupe, et ce quelque chose s'est transformé en un *moucheron*. Ce moucheron lui est entré dans l'œil, a pénétré dans son corps et s'est transformé en une *couleuvre*. Plaquet a la conviction qu'un jour il s'est ouvert le ventre avec un couteau, et qu'alors il a vu le reptile. Il a la peau grise, les yeux rouges. Il y a trente ans que cette idée s'est emparée de lui ; il y a trente ans qu'il souffre. Il croit que Bertrand seul aurait le pouvoir de le désensorceler. Il le poursuit, il le supplie, il le menace, mais il ne peut rien en obtenir.

Que fait alors Plaquet ?

Aidé d'un nommé Planchette, il attire dans les champs le prétendu sorcier, lui présente un couteau, et lui enjoint de lui ouvrir le ventre et d'en retirer la couleuvre. Refus de la part de l'un, supplication de la part de l'autre. Enfin cette scène étrange se termine par des violences qui, le 3 juillet dernier, amenaient Plaquet et son complice devant la Cour d'Assises de Laon. Condamnation des deux accusés à plusieurs mois de prison. »

Danger encore pour le malade lui-même dont les réactions peuvent aboutir à l'auto-mutilation ou au suicide. Il existe en effet des modalités variées de possédés, des malades dont les souffrances sont légères et qui oublient par instants leur délire et d'autres dont la vie n'est qu'un atroce tourment.

L'observation XVIII due à Esquirol, concerne un cas d'auto-mutilation par une possédée-zoopathe : *incision du cuir chevelu.*

Les journaux furent remplis, il y a quelques années, de l'histoire de ce paysan des environs de Dijon qui croyait recéler un *furet* dans son abdomen. Après avoir obsédé pendant un temps assez long le maire de son village pour que celui-ci voulût bien le débarrasser de l'encombrant animal, il finit par s'ouvrir le ventre et mourut ainsi de péritonite suraiguë.

Les possédés-zoopathes peuvent devenir des malades dangereux au premier chef; sans doute tous n'évoluent pas fatalement vers la persécution, l'auto-mutilation ou le suicide, mais tous ont une tendance à suivre cette évolution pour peu qu'on les y pousse en employant des moyens thérapeutiques aussi peu appropriés qu'une opération fictive.

Au point de vue médico-légal, l'examen mental de tout

inculpé trahissant quelque idée de possession animale, s'impose comme une nécessité de l'instruction.

Nous nous proposions de terminer notre travail lorsque la presse quotidienne s'est chargée bénévolement d'en confirmer certains points.

Elle l'a fait d'une façon regrettable et apte à porter le plus grand préjudice à la malade, objet de cette publicité inattendue. Il s'agit du sujet de notre observation V.

Un reporter pénètre dans le service de M. le Dr Richelot et mettant à profit l'absence de l'éminent chirurgien parvient à recueillir certains renseignements dont il va faire l'usage le plus malheureux. Le lendemain les journaux sont pleins de « La légende du lézard » et sous ce titre « UNE CURE DE PSYCHOTHÉRAPIE (1) la démonstration nous est fournie de la force de diffusion dans le public de la croyance absurde à la possession animale :

« Un lézard, fût-il exotique et suffisamment hideux, n'est point, par soi-même, un objet rare. Tel de ces sauriens, pourtant, que l'on put contempler l'autre soir dans une crémerie du Faubourg-Montmartre, excitait au plus haut point la curiosité des gens du voisinage. Leur foule pressée ne cessait pas d'affluer en la boutique étroite. Et chacun, après s'être penché sur le panier où l'animal étalait sur quelques linges son abdomen flasque, ses pattes torses et sa queue épineuse, échangeait, en cédant la place, les plus admiratifs commentaires.

C'est que ce lézard n'est point un lézard comme tous les lézards. Une légende s'attache à sa personne . . .
. . . . . . . . . . . . . . . . . . . .

(1) *Le Matin*, 23 mai 1906.

C'est une cure curieuse de psychothérapie. Car Mme X. est maintenant guérie (sic). Par un retour naturel des choses, elle s'est prise d'une affection profonde pour le lézard, innocent instrument d'une mystification scientifique. Et, ignorant de sa gloire usurpée, *entouré de l'admiration des badauds que rien ne détrompera*, ce reptile, dorloté et choyé par sa maîtresse, s'en va dans les riantes campagnes normandes couler ses heureux jours. »

La presse donne alors avec ensemble :

### L'Émoi des Halles (1)

« Un bruit étrange se répandait, hier, dans le quartier des Halles. On y racontait qu'une cultivatrice, habitant le département de l'Eure, et qui souffrait depuis près de quarante ans d'une maladie d'estomac, était venue se faire traiter à Paris et que, en, l'opérant, à l'hôpital Cochin, on avait découvert dans son corps une bête énorme!...

« Cet animal fantastique était, d'après ces racontars, long de trente centimètres et large comme la main d'un homme. Il avait la tête et le corps de la salamandre des marais, une queue, analogue à celle des crocodiles et couverte de rugosités très aiguës; enfin, quatre pattes, garnies d'ongles acérés.

« C'était rue Borda, chez un crémier, M. M., proche parent de la patiente, qu'on pouvait, disait-on, voir cette étrange bête. Et elle vivait encore !

### Voila le Phénomène!

« Bien que sceptique, nous nous sommes rendu à cette

(1) Le *Petit Parisien*, 24 mai 1906.

adresse. Comme nous arrivions dans l'arrière-boutique plusieurs personnes se pressaient autour d'un panier noir, dans lequel, installé sur une serviette, se prélassait l'animal dont on nous avait parlé.

« Le « phénomène » était bien tel qu'on venait de nous le décrire. Et il vivait, en effet. Les commerçants l'avaient placé au-dessus d'un poêle afin qu'il n'eût pas froid...

« — Songez-donc, nous disent-ils, il était habitué à une telle température, *dans le corps* de notre parente! S'il allait mourir! Malheureusement il dépérit. Depuis qu'on l'a « dépaysé » il s'est amaigri. Sa peau, si lisse, s'est plissée. Pourtant, nous faisons tout ce que nous pouvons pour le conserver. Nous le nourrissons avec du lait tiède et sucré... Demain, nous lui donnerons de la viande hachée.

« Et les crémiers de nous donner sur les souffrances endurées par leur parente, les détails les plus circonstanciés.

« Tout autour ce sont des exclamations sans fin. *Chacun s'extasie et s'étonne qu'un être humain ait pu, sans encombre héberger dans son estomac un animal de cette taille.* »

« Bien plus M. le Dr Richelot déplorant l'indiscrétion d'un journaliste (1) put s'exprimer ainsi :

« Songez qu'à Cochin, *tout le monde* croyait que je lui avais sorti le lézard du ventre.

« Le *directeur de l'hôpital*, lui-même, le croyait ; des *médecins* de mes amis sont venus me voir, pour me demander si vraiment j'avais sorti du ventre d'une malade, un lézard vivant. »

(1) Le *Journal*, 24 mai, 1906.

Les articles écrits sur ce sujet avaient donc diffusé dans le public l'idée que la possession était réelle ; ils ont en tout état de choses appelé sur leurs malaises l'attention d'un grand nombre de débiles à tendances hypochondriaques et l'on peut s'attendre à voir survenir sous peu plusieurs cas de possession analogues.

Nous retrouvons chez cette malade la crainte, d'avoir gardé après l'opération quelque animal dans le ventre.

« En nous accompagnant, l'infirmière nous conte une dernière anecdote (1).

« Quand l'opération fut terminée, nous dit-elle, la patiente exprima une dernière crainte. L'on m'a certifié, me déclara-t-elle, que ces animaux se reproduisaient. Le docteur a-t-il bien au moins visité tous les replis de mon estomac ?

« — Rassurez-vous, lui répondis-je ! Il n'y a rien à craindre. C'était un mâle ! »

La réponse de Cloquet avait servi encore une fois !

Mais le résultat de l'expérience était bien tel qu'on pouvait le prévoir puisque la malade dit textuellement :

« Je sens de temps en temps au creux de l'estomac de petits battements, pourvu qu'il n'y en ait pas d'autres ! (2) »

L'amélioration ressentie n'était donc que passagère, ce que constatait M. le Dr Voisin dans un récent interview (3).

« Je n'ai pas examiné la « femme au lézard », mais d'après ce que j'ai entendu dire, elle croirait à l'existence d'autres sauriens dans son estomac. Elle dit notamment qu'un des

(1) *Petit Parisien*, 24 mai 1906.
(2) *La Patrie*, 24 mai 1906.
(3) *La Presse*, 26 mai 1906.

médecins consultés par elle flattant sa monomanie, lui aurait assuré la présence de lézards « de plusieurs catégories ». Malgré la précaution prise par le chirurgien de lui dire que c'était impossible, attendu que son locataire incommodant était un mâle, elle dit qu'elle sent encore dans l'abdomen de petites secousses qui se déplacent pour gagner l'estomac. »

Et maintenant à défaut de la malade peut-être encore ignorante de sa popularité, l'entourage nous donne un exemple du mode de réaction que détermine la révélation de l'innocente supercherie (1) :

« Mais la désillusion est venue ; Mme M... (la parente de la malade) a appris comme tout le monde, l'identité du lézard qu'on acheta quatre francs boulevard Saint-Michel. Hier, devant nous, elle exhalait en termes vifs son mécontentement.

— Comment n'aurais-je pas cru ? Le lendemain de l'opération, j'allai voir la malade. Mais je ne croyais point à la fable du lézard. Cependant, lorsqu'on me montra l'animal, un doute me vint. Je vis Mme L. alitée, on me conta l'opération. Puis, dans un coin, j'interrogeais encore l'infirmière. Je lui demandai si elle avait déjà vu des opérations semblables, si des bêtes si horribles avaient été extraites dans d'autres cas.

« Elle me dit :

« — Mais oui, tout dernièrement encore.

« Et, sans rire, elle me détailla de façon précise les diverses phases de l'opération.

(1) *Le Matin*, 26 mai 1906

« Un jour après, des amis qui allèrent à l'hôpital rapportèrent le lézard, et je l'exposai dans la vitrine de mon magasin. Pendant deux jours, plus de deux mille personnes défilèrent pour le voir. Il fallait conter toute l'histoire. Les commères, les gens du quartier ne s'en lassaient point.

« Par les journaux, nous apprîmes la vérité. Depuis, nous sommes la fable du quartier. *Tout le monde avait cru à cette fantastique histoire*, mais cela n'empêche pas qu'on se gausse de notre crédulité ».

*Avec quelque colère*, à l'idée d'être la risée du quartier, Mme M. ajoute :

— Se peut-ils que de savants docteurs se prêtent à de pareilles histoires à dormir debout. Et quand cette malheureuse saura qu'on ne lui a rien extrait que deviendra-t-elle ? Ah ! si seulement je voyais M. Richelot, je lui dirais bien qu'on ne se moque pas ainsi de la crédulité des pauvres gens !

L'entourage même se refuse à comprendre les motifs qui ont poussé le chirurgien à tenter l'opération fictive. C'était un point qu'il fallait noter.

Cette constatation nous éclaire sur l'état d'esprit de bien des malades après la révélation de la vérité !

Nous retiendrons de cette aventure l'extrême difficulté que l'on rencontre à maintenir le secret absolu et nous trouverions dans ce fait s'il en était besoin une raison de plus pour ne pas tenter de ces opérations fictives, dangereuses parfois, inutiles toujours.

Peut-être certains malades seront-ils améliorés par les soins donnés à l'affection causale (entérite muco-membraneuse, par exemple), c'est là la seule thérapeutique que l'on soit en droit de tenter.

*
* *

L'évolution de ces délires est donc toujours la même et peut se schématiser ainsi :

Un débile, généralement originaire de la campagne, souffre depuis un temps plus ou moins long de troubles vagues qu'il interprète peu. C'est la période d'incubation.

Un souvenir, une lecture même systématisent brusquement les vagues sensations ressenties en un délire de possession animale. Telle est la période de début.

La systématisation progresse et s'enrichit de nouveaux symptômes : toutes les sensations perçues par le malade sont rapportées à la présence d'un animal à l'intérieur de son corps. C'est la période d'état.

Après avoir épuisé tous les traitements médicamenteux, obsédé les médecins de ses objurgations, le possédé entre dans la phase chirurgicale de l'affection et sollicite l'opération libératrice.

Immédiatement ou quelques jours après, les troubles se reproduisent identiques à ceux précédemment éprouvés : certains de ces aliénés dont les souffrances sont supportables, ne présentent pas alors de réaction particulière, mais d'autres dont les tourments sont atroces deviennent persécuteurs ou se livrent à l'auto-mutilation.

Nous insistons donc sur cette évolution inexorable des délires de *zoopathie interne* vers la chronicité.

*
* *

De tout ce qui précède se dégage pour nous la notion

que les délires de ZOOPATHIE INTERNE ne sont à aucun titre une entité clinique.

Ils constituent un syndrôme révélateur de troubles de la cœnesthésie, dont les éléments se systématisent en un délire chronique.

C'est donc une psychose systématisée chronique que nous avons voulu dégager de l'amas des idées zoopathiques.

L'étude de ces délires de zoopathie interne s'imposait surtout par les conséquences pratiques qu'elle comporte.

---

## CONCLUSIONS

1) Les délires de *zoopathie interne* constituent une variété de délires de possession : ils sont l'équivalent contemporain des délires de possession démoniaque observés surtout du moyen âge au XVIIIe siècle.

Ils rentrent dans le cadre des délires hypochondriaques.

2) Les animaux, objets de la possession sont généralement des animaux rampants, allongés, aquatiques ou amphibies, des serpents, des lézards, des grenouilles.

3) La croyance à l'existence de semblables animaux a son origine dans l'interprétation erronée par un cerveau débile de troubles cœnesthésiques des organes abdominaux. — Le siège intestinal, la nature hydro-aérique des mouvements anormalement perçus par la sphère sensitive organique hyperesthésiée, apportent à la conscience viscérale des sensations de reptation et d'humidité qui se traduisent dans la sphère psychique en représentations vagues de reptiles en mouvement.

4) L'évolution de ces délires est chronique ; elle n'aboutit jamais à la guérison.

Le possédé-zoopathe peut devenir dangereux pour lui-même (suicide ou auto-mutilation), pour son entourage et pour son médecin qu'il persécute.

5) Les opérations fictives, telles que la fausse laparotomie sont une thérapeutique toujours inutile et souvent nuisible.

Le traitement consiste surtout dans l'abstention de pratiques inutiles ou dangereuses.

## BIBLIOGRAPHIE

**Axenfeld.** — *Archives de Médecine générale*, 1866.
— *Jean Wier et la Sorcellerie*, 1886.
**Barras.** — *Traité sur la gastralgie et les entéralgies*, 1839-1844.
**Barth. de Spina.** — *Quæstio de strygibus*.
**Bayle.** — *Traité des maladies du cerveau*, 1826.
**Bechterew.** — *Centralblatt für Nervenheilkunde und Psychiatrie*, nov. 1900.
**Bonaventure des Perriers.** *Cymbalum mundi.*
**Boguet.** — *Disc. des Sorciers*, 1603-1610.
**Bonnet** *Medicina Doc. Sepulchretum*, 1679.
**Brachet.** *Traité de l'hypochondrie*, 1844.
**Brierre de Boismont.** — *Des hallucinations.*
**Calmeil.** — *De la folie*
**Cardani.** — *De vita propria. De rerum veritate.*
**Cazeneuve.** — Th. Bordeaux, 1904.
**Cerletti.** — *Rev. neur.*, 1905, p. 234.
**Cotard.** — *Dict. encyclop. des Sc. méd.*, art. : Hypochond.
**Dagonet.** — *Maladies mentales.*
**Delancre.** — *Tableau de l'inconstance des mauvais anges et démons*, 1613.
**Del Rio.** — *Anges et démons*, 1613.
**Dict. de Méd. dogmat.**, Paris, 1816.
**Dom Francisco Torreblanca.** — *Démonologie*, 1623.
**Dubois** (d'Amiens). — *Histoire philosophique de l'hypochondrie et de l'hystérie*, 1839.
**Dufour.** — *Etude sur l'hypochondrie*, Th. de Paris, 1860.
**Duvivier.** — *De l'hypochondrie*, 1853.
**Esquirol.** — *Maladies mentales.*
**Falret.** — *De l'hypochondrie et du suicide*, 1822.
**Foville.**—*Dict. de Méd. et de Chir. prat.*, 1827. Art. Démonomanie.
**Gaulard.** — *Histoire admirable et mémorable*, 1600.
**Garmet.** — *Histoire de la Magie en France.*
**Georget.** — *De la folie*, 1820.

**Gilbert Ballet**. — *Maladies mentales.*
**Griesinger**. — *Traité des maladies mentales*. Trad. DOUMIC, 1862.
**Hélot**. — *Névrose et possession diabolique*, 1897.
**Henricus Institutor**. — *Malleo Maleficorum*, 1604.
**Hild**. — *Etude sur les démons des Grecs.*
**Hyvert**. — *Contr. à l'étude histor. et séméiol. des délires religieux.* Th. Paris, 1899.
**Jacob P.-L.** — *Curiosités de l'histoire.*
**Jacques Meyer**. — *Annal. Flandicorum.* L. XVI.
**Jean Bodin**. — *De la démonomanie des sorciers*, 1582.
**Jean Wier**. — *Diables.*
**Jehan Chartier**. — *Histoire de Charles VII.*
**Lancet**. — *The sensibility of viscera.* T. II, 1903.
**Legrand du Saulle**. — *Traité du délire des persécutions.*
**Leloyer**. — *Des spectres*, 1588.
**Llorente**. — *Hist. critique de l'inquisition d'Espagne.*
**Luys**. — *Traité des maladies mentales.*
**Macario**. — *Sur la démonomanie*, 1843.
**Mallet.** — Obs. présentées à la *Soc. de Chirurgie*, par M. PICQUÉ, 9 mars 1898.
**Marcé**. — *Traité des Mal. mentales*, 1862.
**Meige**. — Les possédés des dieux dans l'art antique, *Nouvelle Icon. de la Salpétrière*, 1894.
**Michaëlis**. — *Pneumalgie ou Disc. sur les Esprits*, 1587.
**Michéa**. — De la Sorcellerie et de la possession démoniaque, *Revue Contemporaine*, 15 février 1862.
**Monstrelet**. — *Chroniques.* L. II.
**Montaigne**. — *Essais.*
**Naudé G.** — *Apol. pour les grands hommes soupçonnés de magie.*
**Nicolas Pison**. — *De cognoscendis et curandis*, etc.
**Nider**. — *Malleo maleficorum*, 1604.
**Ossipow-Obozrénié**. — *Psychiatrie*, X. 1905.
**Parchappe**. — *Traité théorique et pratique de la folie*, 1841.
**Pic de la Mirandole**. — *Prænotione. Vita Johanni Pici. Vita Savonarolæ.*
**Plater**. — Praxeos. *Mediçae*, 1736.
**Pourrat**. — Th. de Paris, 1904.
**Ponzinibius** (Franciscus). — *De lamiis.*
**Réville**. — *Histoire du diable.*
**Richet**. — *Dictionnaire de Physiologie*. Art. Cerveau.
— Les démoniaques d'aujourd'hui, *Revue des Deux Mondes*, 1880.

**Ritti.** — *Dict. encycl. des Sc. Médic.* Art. Démonomanie.
**Saint-Epiphane.** — *Opera omnia*, 1622.
**Séglas.** — *Leçons cliniques sur les maladies mentales.*
**Spranger.** — *Malleo maleficorum*, 1604.
**Thomas.** — Séméiol. générale de l'idée de grossesse. *Echo médic. de Lyon*, mai 1902.
**Voisin (Auguste).** — *Tr. de la P. G. des aliénés*, 1879.
**Westphall.** — *Pathologia dæmoniaca.*

## TABLE DES MATIÈRES





Le Mans. — Imp. Monnoyer. — VI 1906.

www.ingramcontent.com/pod-product-compliance
Ingram Content Group UK Ltd.
Pitfield, Milton Keynes, MK11 3LW, UK
UKHW012039240726
13965UKWH00003B/915

9 782013 579803